# 精神病院・認知症の闇に
## 九人のジャーナリストが迫る

大熊 由紀子 編著

青山 浩平
持丸 彰子
佐藤 光展
木原 育子
風間 直樹
大熊 一夫
織田 淳太郎
鹿島 真人
&
伊藤 時男

まえがき

# 虫の目・鳥の目、歴史の目、そして……

大熊 由紀子

一九七〇年の寒い冬の朝のことです。洗い髪を輪ゴムでまとめ、生活に疲れはてたという風情の私は、二人の男性とタクシーで郊外に向かっていました。車の中は、アルコールと胃からもどした〝小間物〟のすえた臭いが充満。

「ごめんなさいね」と謝る私に、運転手さんは言いました。「あとで洗うから心配しないでいいよ。それより、こんなアル中の亭主もっちまって、オカミさんも大変だねぇ」

私は、ひどく気が咎めました。緊張して酔うことができず、台所の味醂まで飲み干して眠り込んでいる大熊一夫。アル中の友達風の顔だちの先輩記者、佐藤国雄さん、この三人で「共謀」して、精神病院に潜入しようとしていたからでした。

親しくしていた作家のなだ・いなださんに、「分裂病（いまの統合失調症）の真似をして精神病院に潜入しようと練習しているのだけれど、見破られそうで心配」と打ち明けたところ、「ベロンベロンに酔って家族がつれていけば、簡単に入院できる」と、智恵を授けてくださったのでした。なだ・いなださん、実は、アルコール依存症のパイオニアで、「堀内秀先生」と慕われるお医者さんでもありました。

病院の門をくぐると、すべてがすらすらと運びました。屈強な男が出てきて腕をつかみ、鉄格子の向こうへ。追いかけようとしたら職員は叫びました。「家族は、ここからはご遠慮くださいッ！」

慶応大出身の精神科医が院長、『甘えの構造』で高名な土居健郎さんが顧問をつとめ、聖路加国際大学の看護の実習病院。碧水荘という美しい名前のこの病院は、決っして札付きの悪徳病院ではありません。けれど、そこは、ひとことで言えば「人間捨て場」でした。作業療法という名の内職の強要、脅しに使われる電気ショック、暖房のない凍えそうな雑居部屋……。

「脳軟化症」と当時呼ばれていた認知症のお年寄りたちは、「不潔部屋」という表札を掲げた部屋に押し込められていました。

朝日新聞に連載された『ルポ・精神病棟』は反響をまきおこし、本はベストセラーになりました。ただ、世の中は、ほとんど、変わりませんでした。「自分とは関係ない遠い世界の話」と思われていたからでしょうか。

それから半世紀たった二〇二三年二月、ＮＨＫが、ＥＴＶ特集「ルポ死亡退院　精神医療・闇の実態」を放送しました。新聞連載と違うことがありました。冒頭、ドスのきいた声が流れました。

准看護師Ａ：「すいませんじゃねえよ　日本語わかんねえのか　オラ」

看護師B：「また泣くのか？泣いたらゲンコツでたたくぞお前」

しきりに謝る患者と、居丈高な職員。見ている人は、自分自身が、縛られたり、殴られたり、怒鳴られたりしているような気がして、たまらなくなったそうです。

東京都のはずれ、八王子にある精神病院・滝山病院。認知症のお年寄りや人工透析が必要な人を含め、三百人ほどが入院していました。

取材班は、十年分、千四百九十八人の患者リストを入手し、それをもとに緻密な分析を展開しました。約八割にあたる千百七十四人が死亡しての退院であることをつきとめました。カルテの記載と診療内容を照合すると、不適切な処置だらけでした。身体拘束が日常的におこなわれていました。にもかかわらず、東京都の監査では「Ａ」と評価されていました。

「アカデミズムとジャーナリズムは、近代が生み落とした不仲のきょうだいのようなもの。たがいの作法や思考の筋道を信用できないでいる」と言われます。

この「不仲な二つの作法」を融合して、前例を超え、前例を創る道をさぐろうと、この本では、九人のジャーナリストが四つの方法で「精神病院・認知症の闇」に迫りました。

まず「虫の目になって入り込む」、次に「鳥の目になって世界を飛び回る」、さらに「歴史の目」でさかのぼる。四つめは、あとがきで……。

# 第1部

# 精神病院・認知症の「闇」に斬り込む

第1部は、二〇二三年九月二十三日に開催された、〈福祉と医療・現場と政策の「新たなえにし」をむすぶ会23！〉のクロストークⅡを文章化したものに、加筆、修正を加えたものです。

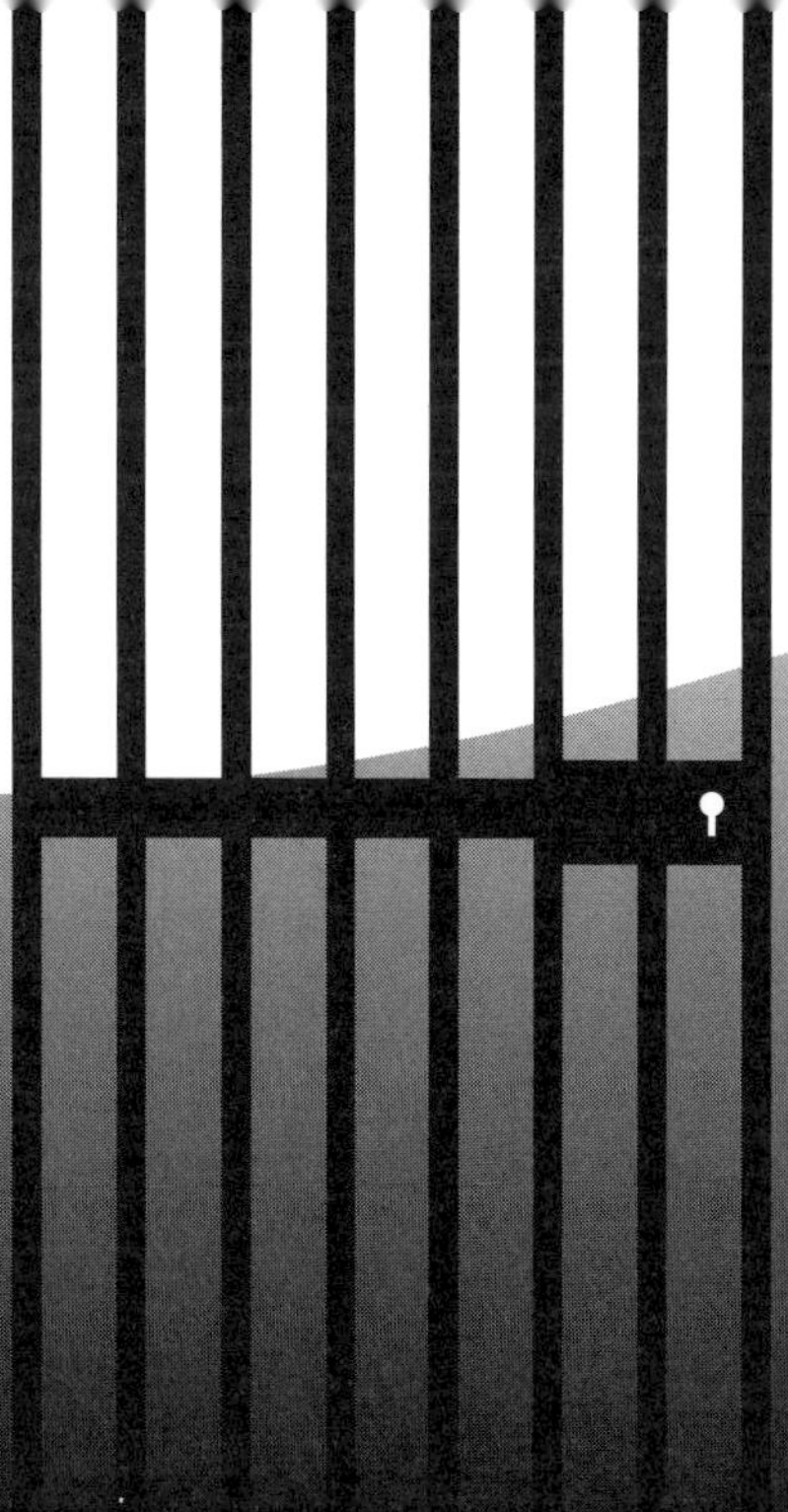

# 1章

クロストークⅡ　Ⅰ部　Aグループ

# 「本人以外は幸せ」というシステム

# 1 日本に残ったブラックボックス

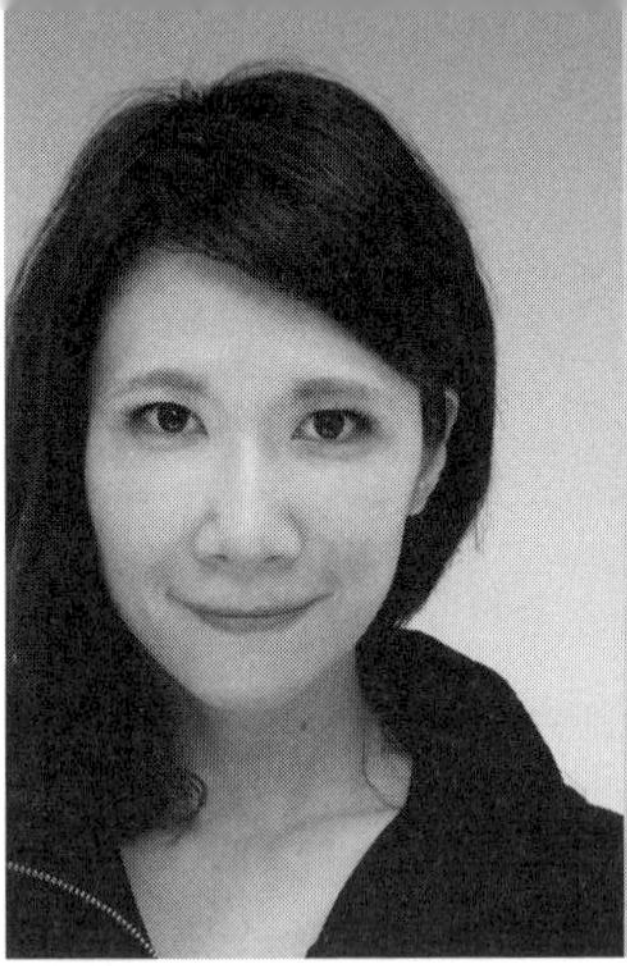

持丸 彰子
（もちまる あきこ）

NHK 大阪放送局
ディレクター

2008 年テレビ朝日入社後、記者・ディレクターとしてニュース番組制作。テレメンタリー「一億総活躍社会の片隅で」で NY フェスティバル金賞。2018 年 NHK に入局。主に E テレ『ハートネット TV』などで福祉分野をテーマにした番組の制作に携わる。2020 年のコロナ禍以降、精神医療をテーマに取材。
これまで制作した番組は ETV 特集「ドキュメント精神科病院×新型コロナ」「ルポ死亡退院」など。2022 年から大阪局で『バリバラ』などを制作。

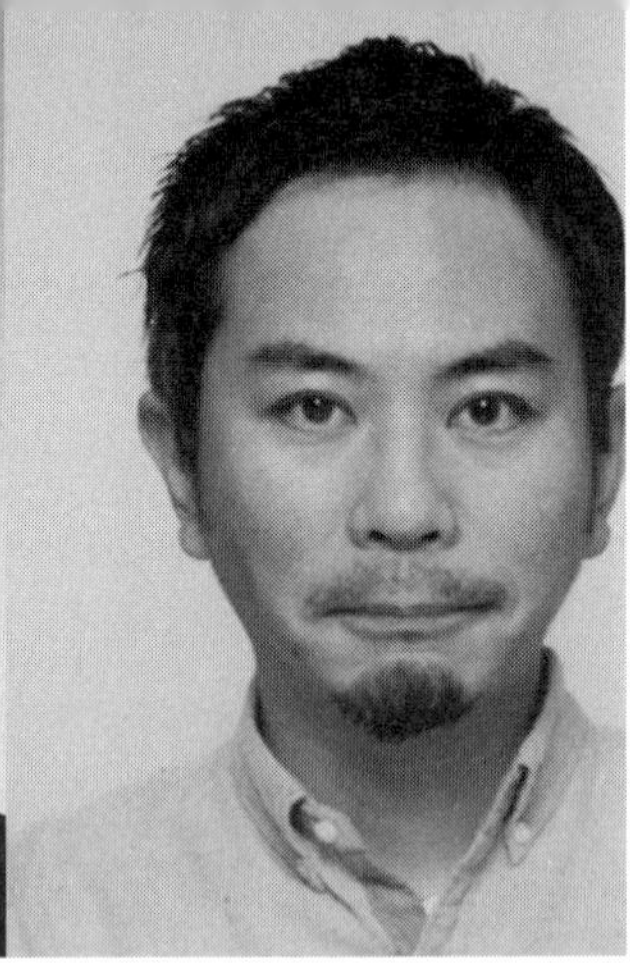

青山 浩平
（あおやま こうへい）

NHK『ETV 特集』
チーフディレクター

2006 年 NHK 入局。東日本大震災の医療現場に密着した NHK スペシャル「果てなき苦闘」で地方の時代映像祭グランプリ。技能実習生を取材したノーナレ「画面の向こうから—」ETV 特集「消えた技能実習生」などの番組で NY フェスティバル金賞、ギャラクシー賞選奨など。
精神医療をテーマにした ETV 特集「長すぎた入院」「ドキュメント精神科病院×新型コロナ」「ルポ死亡退院」などの番組で新聞協会賞、早稲田ジャーナリズム大賞、医学ジャーナリズム協会賞大賞など。

ＮＨＫの青山と持丸と申します。共に、「ハートネットＴＶ」、「バリバラ」、「ＥＴＶ特集」といった番組を制作しているディレクターです。青山は最初に赴任した仙台局のあと一貫して福祉番組をつくり、今は、「ＥＴＶ特集」という番組の制作班にいます。持丸は、二〇〇八年にテレビ朝日の報道局を経てＮＨＫに入局し、「ハートネットＴＶ」制作班を経て、今は大阪放送局の「バリバラ」制作班にいます。

私たちのチームは福島の原発事故から見えてきた精神医療の実態や、精神科における新型コロナの影響、そして虐待事件が発覚した滝山病院などの取材をしてきました。

## 原発事故で自由を手にした人がいる（青山）

「原発事故があってほんと俺はラッキーだったと思っている」。そう語るのは現在、国を相手取って裁判を起こしている伊藤時男さんです。時男さんは福島第一原子力発電所の近くの病院に三十九年間入院していましたが、原発事故のため県外の病院に転院。そこで〝入院治療の必要がない〟と判断され、退院しました。

時男さんは長らく症状が出ていない寛解状態です。二十三年分のカルテにも、統合失調症の幻覚・妄想といった陽性症状が出た記録は薬が変わったタイミングの三回しかありませんでした。

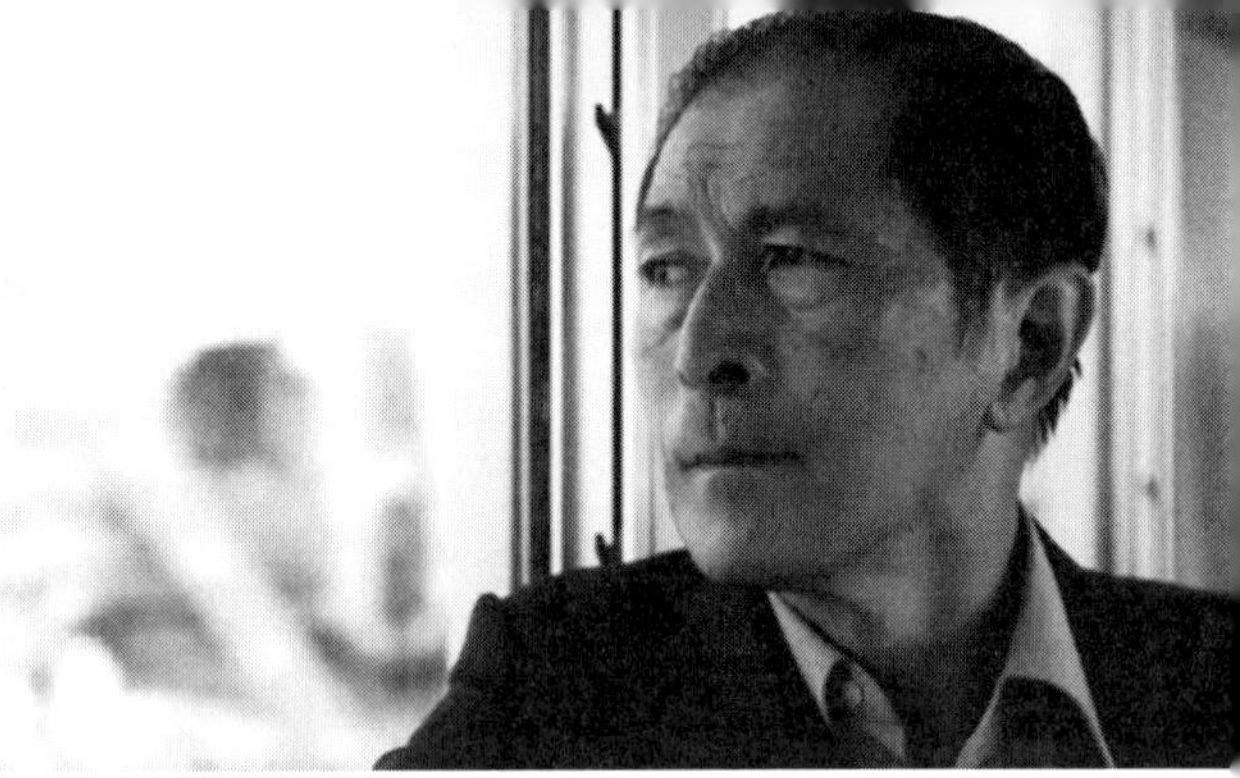
伊藤時男さん
（NHK 提供）

福島第一原発の近くには五つの精神科病院がありました。そこに入院していた千人近くの患者が事故をきっかけに、全国に転院していきました。私たちがカメラを据えたのは、全国に散らばった患者のうち福島に戻りたいという人たちを受け入れ、地域移行する取り組みをしていた福島県立矢吹病院です。そこで見えてきたのは、精神医療の驚くべき実態でした。転院してきた患者の半数が二十五年を越える長期入院生活を送っていました。矢吹病院の佐藤浩司副院長（当時）は、「〃適切な治療をやっても改善しないので入院治療が必要とされる人たち〃は四十名中二名くらい。つまり残りの三十八名は入院（治療）を必要としていない。それだけ入院を必要としている人たちはいない」と語っています。

つまり、矢吹病院に集まった多くの人が人生の大半を精神科病院で過ごしており、その九割は入院治療の必要がないと考えられるのだというのです。

なぜこのような事態が起こっているのか。それは戦後の国の政策によってもたらされました。一九五一年、国は「精神障害者によって年間一千億円の生産が阻害される」（厚生省公衆衛生局 1951:11）として『隔離収容政策』を打ち出しました。当時の国家予算は七千五百億円、精神障害者による犯罪や、家族が働けなくなることによる、巨額の経済的損失を防ぐという理由でした。

さらに国は、精神科病院の医師や看護師数の基準を緩和。患者一人にかける手間を減らし、病床数を増やすほど儲かる仕組みをつくりました。確実な収益が期待できるようになったことで、他の業種からの参入が相次ぎ、病床数が急増します。

そんな中、国による「隔離収容」という流れを決定づける事件が一九六四年に起こります。アメリカの駐日大使が精神疾患の疑いがある少年に刺された「ライシャワー事件」です。メディアでは、精神障害者を野放しにせず収容すべきとの主張が連日繰り返されます。精神障害者は危険だという風潮がつくられていきました。


社会防衛のため、精神障害者は病院に入れた方が幸せなのだ

こうして、国が差別を生み、メディアが増幅、地域も家族と当事者を遠ざけ、最終的に家族が病院を頼る「本人以外みんな幸せ」システムがつくられたのです。

## 世田谷・都立松沢病院
### ～新型コロナ専用病棟から見えてきた精神科の内実～（持丸）

私は、二〇二〇年の新型コロナ第一波の頃から、コロナ禍の精神医療の現場で何が起きているのか取材するため、全国最大規模の精神科病院、都立松沢病院の新型コロナ専用コロナ病棟を一年にわたり取材しました。

都立松沢病院は他の多くの精神科病院とは異なり、身体合併症の治療を行うことができます。都内の民間の精神科病院でクラスターが発生したときには、陽性患者を受け入れて、精神疾患と合わせて新型コロナの治療を専門的に行う取り組みを行っていました。そのため都内一円から精神疾患のあるコロナ患者が松沢病院に次々に運び込まれたのです。

松沢病院での取材を通して見えてきたのは、一部の精神科病院に残る隔離収容型の医療体制や患者の人権が侵害されている状況でした。二千人規模のクラスターが発生したある病院からは、新型コロナの症状の悪化に加えて、基本的な体のケアが十分になされていない患者が多く送られてきました。なかには、骨にまで達した重度の褥瘡《じょくそう》（床ずれ）がある患者もいました。

この病院で何が起きていたのかを取材すると、築六十年以上の病棟の中で、患者たちは日頃から畳敷きの大部屋に収容されていることがわかりました。新型コロナの陽性者が出ても、適切なゾーニングは

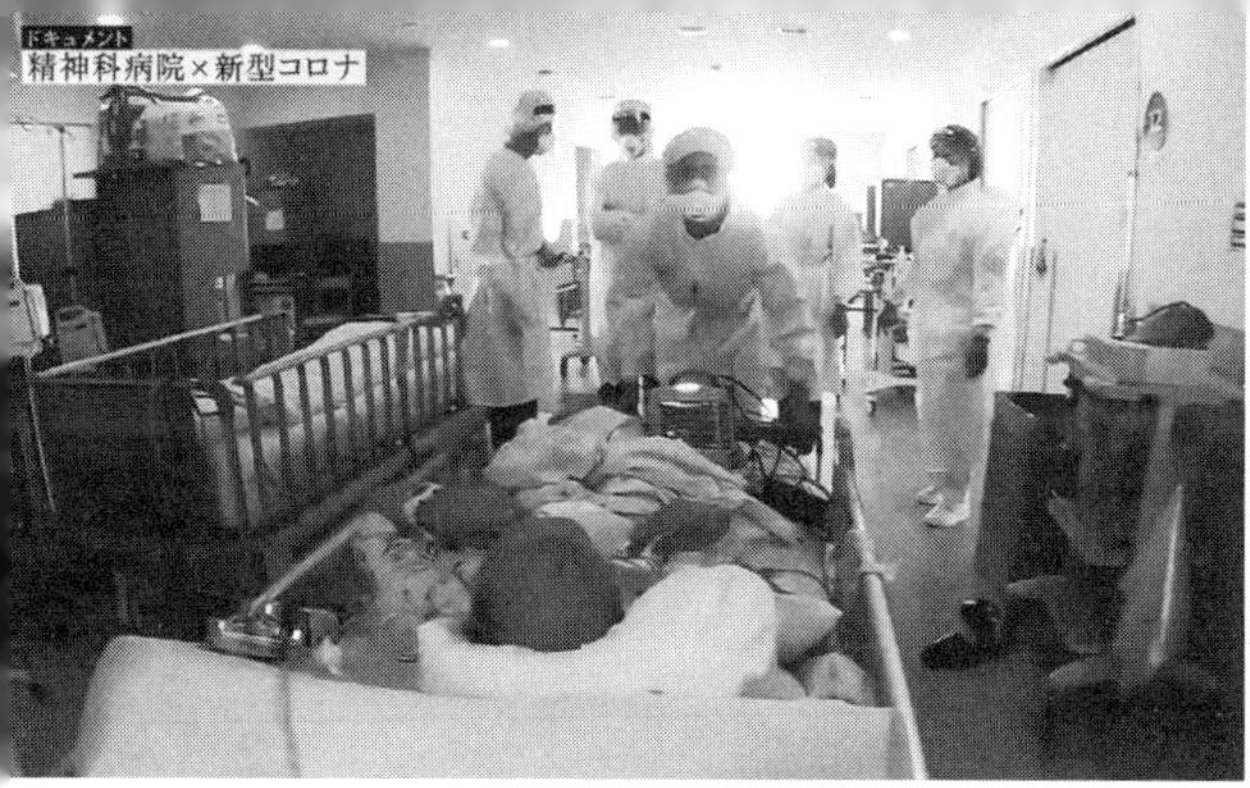


都立松沢病院の新型コロナ専用コロナ病棟（NHK提供）

行われていませんでした。陽性者も陰性者も混在する病棟の中で感染は瞬く間に拡大していたのです。少ない人数で患者を看る医療体制も、事態の悪化に拍車をかけました。

「精神科特例」によって、精神科病院では他科に比べて医療者は少ない人員配置でよいと定められています。ただでさえ少ない職員がコロナに感染したため医療者が極端に不足し、患者は必要最低限のケアもなされないまま、放置される状況が生まれたのです。この病院では、最終的に八人の患者が死亡しました。（二〇二一年七月の放送時点）

また、別のクラスターが発生した病院では、より深刻な人権侵害が起きていることもわかりました。この病院では、陽性患者を一つの大部屋に集め、ポータブルトイレを一つだけ置いて、外から南京錠をかけたのです。閉じ込められた患者たちは、風呂に入ることも歯を磨くこともできず、水を求めて絶叫していたといいます。

大部屋に患者を集めて外から鍵をかける行為は、精神保健福祉法違反にあたります。東京都はこの事実を把握しており、後日電話で指導を行ったとしていますが、その詳細については「病院の運営に支障が出る可能性があるため」として明らかにしていません。

私たちの取材では、東京都による指導が行われたあとも、状況は改善されずに患者たちの集団隔離が続いたことがわかっています。

医療の質が低く、人権意識の低い一部の精神科病院の存在。
行政や国はそれを把握しても形式的な指導しかせず、そのしわ寄せを患者が被るという問題。
そもそも精神疾患があるゆえに身体の病気になっても十分な治療を受けることができないという問題。

番組の中で最後に紹介した松沢病院の院長の言葉です。
「世の中に何かが起こったとき、ひずみは必ず脆弱な人のところにいく。社会には弱い人たちがいて僕らの社会はそれに対するセーフティネットをどんどんどん細らせているということを、もう一度思い出すべきなんだ」。

コロナ禍がきっかけで精神医療の取材を始めましたが、取材を通して見えたのはコロナ禍で起きた問題だけでなく、長らく解決されないまま残ってきた精神医療の問題の数々であり、社会から排除された精神障害のある人たちにしわ寄せがいっているという現実でした。

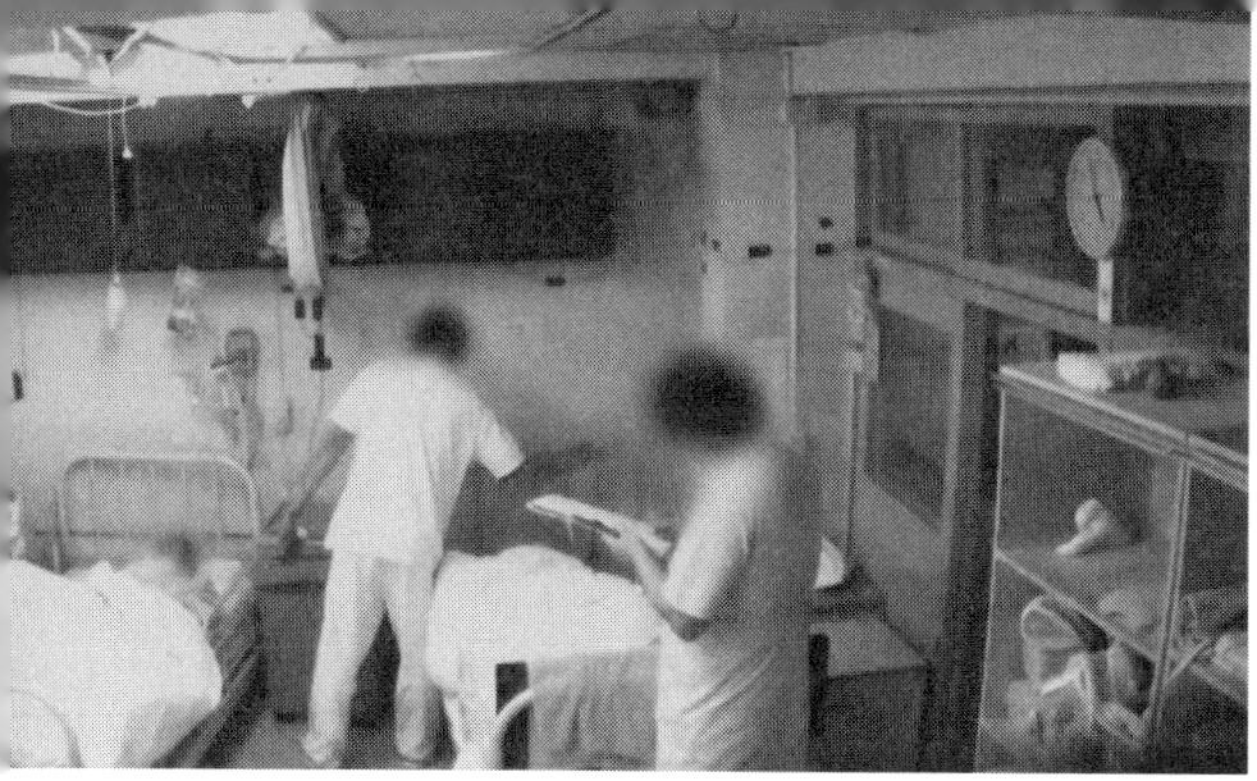

虐待事件が起きた滝山病院
（NHK 提供）

## 八王子・滝山病院
## ～内部告発から見えてきた〝必要悪〟の実態～（青山・持丸）

准看護師「おい　なんでこぼすんだよ」
患者「すいません」
准看護師「すいませんじゃねえよ　日本語わかんねえのかよ　オラ」
看護師「また泣くのか？　泣いたらゲンコツでたたくぞお前」
看護師「口の利き方をつけろ『おい』って言った？」
患者「言わないよ」
看護師「言ったじゃねえかよ　聞こえてんだよ　なめんじゃねえ」
患者「痛い」

医療スタッフ「あそこの中では人権はないです。医療的にはケアも適当なので実際はどんどん悪くなってしまっていくんですよね」

病院スタッフ「いらないものを捨てるみたいな感じで、行き場のない人た

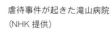

ちのたまり場みたいな。だからそこに入れられるっていうことは、求めてる方たちもいらっしゃるってことが現実なんだろうな。必要悪じゃないですかね」

患者「ここね、人が人を殺すところなんです。僕を助けてください。お願いします」

（二〇二三年二月放送ＥＴＶ特集「ルポ死亡退院」）

これは、八王子にある精神科・滝山病院で発覚した患者への虐待事件を取材した番組です。病院内部の複数の協力者から映像や音声を入手、一年以上におよぶ独自の取材を加えて、二〇二三年二月に放送しました。

放送の直前に警察による捜索と、東京都による調査が滝山病院に入りました。最終的に看護師や准看護師五人が逮捕・略式起訴となり、事件について都知事や厚生労働大臣が会見、国会の質疑でも何度も取り上げられ、東京都が精神科病院に対してはじめて改善命令を出す事態となりました。

番組のメインとなった内部告発の映像と音声の記録は、二〇〇〇時間以上ありました。膨大な記録からは、医師や看護スタッフが患者に対し、尊厳を傷つけるような発言や態度を日常的に取っていることがわかりました。

また千四百九十八人分の患者リストを入手して分析したところ、死亡退院が七十八％、つまり八割近くの方が、亡くなって退院している実態も判明しました。

普通の病院ではあり得ないことですが、滝山病院では看護師などのスタッフの九割がアルバイトです。数少ない職員には七十代の看護スタッフも多くいて、本来、医師や看護師の指示を受けて仕事をすることになっている准看護師が看護師長になっているケースもありました。また、内部告発の音声からは、看護スタッフから患者への虐待を、医師たちも見て見ぬふりをしていたこともうかがえました。滝山病院ではガバナンスが欠如していたのです。

さらに取材を進めると、違法な隔離拘束や不適切な強制入院や医療など、信じられないような疑惑が次々と浮かび上がってきました。一方で関係者への取材でよく耳にしたのが「必要悪」という言葉です。滝山病院に患者を転院させたことのある都内の精神科の職員は、「〝滝山に行ったら最後〟とよく言われている。暴力行為とか、評判は悪いし、関わりたくはないが、行き先のない患者を無条件にとってくれる滝山病院は〝必要悪〟になっている」と語っています。

また、千四百九十八人の患者リストを分析すると、全体の約五十四％、半数以上が生活保護を受給していることがわかりました。滝山病院に多くの患者を送っていたある自治体のケースワーカーは、行政は滝山病院を頼りにしていたと語りました。その理由について、「福祉事務所のケースワーカーは業務が過大になって非常に疲弊している。精神科の患者は濃厚な支援が必要な方で、そうした行き場のない人は対応に困難を極める。しかし、滝山病院に入院させるとお付き合いが少ない状態で入れっぱなしにできるため、ありがたかった」と語っています。

行政の指導・監督も形骸化していました。東京都による、事件発覚の前年度までの六年間の指導・監督の記録を見ると、多くが「A」判定と高い評価。二〇二二年四月にある患者が亡くなり虐待通報があった際にも、虐待等の人権侵害の項目は四段階で二番目に高い「B」判定。改善命令といった強い指導は行われないまま、滝山病院の不適切な実態が続いてきたことも見えてきました。

取材では、滝山病院は医療にも大きな問題があることがわかってきました。命にかかわる褥瘡ができている患者が数多くいて、終末期の患者に対して本人や家族が望まぬ延命も行われていました。根拠が不明瞭なまま急性心筋梗塞と診断され投薬がされているケースや、不適切な医療が疑われるケースもありました。

内部告発の音声には朝倉重延院長の言葉が残っています。

「また一人逝っちゃったな。申し訳ないけどそういう人ばっかなんだよな。まあしょうがないんだよな。やっても助かるっていうか伸びる奴もいればそのまま逝っちまう。そういうレベルなんだよな。根本的に治すなんてとんでもない話だよ。いつか死ぬ」。

今から二十四年前、埼玉県春日部市にあった朝倉病院で、四十人ほどの入院患者が不審な死を遂げるという事件がありました。生活保護の患者を集め、身体を違法に拘束していました。さらに過剰な栄養点滴などの治療を行い、診療報酬を不正に得ていたことも明らかになりました。事件後、病院は事実上の廃院となり、院長は保険医の資格を取り消されました。この朝倉病院で院長だった人物が、現在滝山病院の院長を務めている朝倉重延医師です。

二〇二三年四月、東京都は滝山病院に対し虐待についての改善命令を出しましたが、東京都も厚生労働省も二〇二四年六月段階では医療については処分を行っていません。今年一月、朝倉院長は辞任することを発表しましたが、後任が見つからないとして、今もその職にとどまっています。

# 2 患者たちを見くびるな

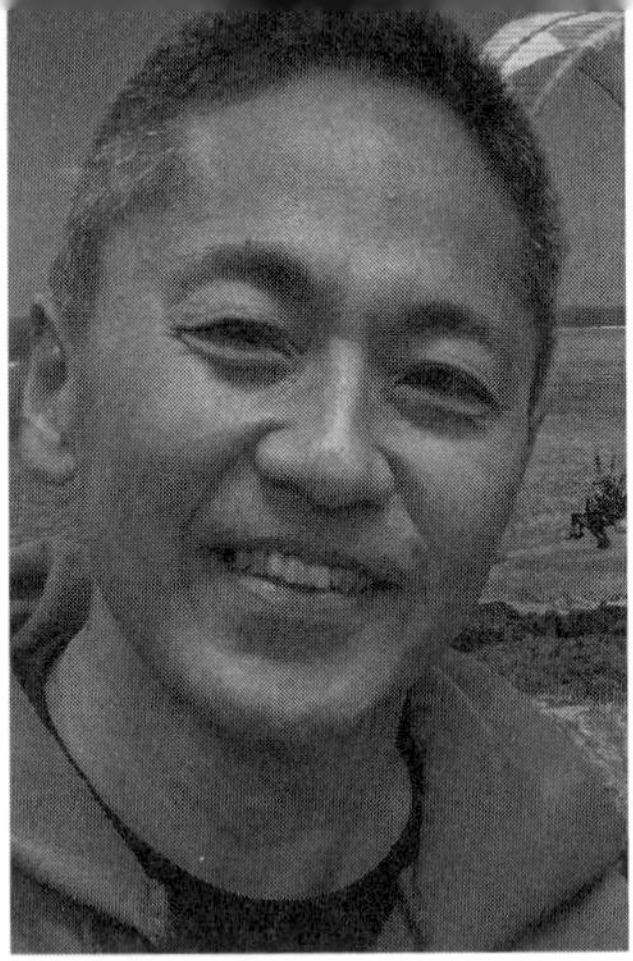


佐藤 光展（さとう みつのぶ）

医療ジャーナリスト、
OUTBACK プロジェクト共同代表


OUTBACK アクターズスクール副校長、KP 神奈川精神医療人権センター顧問。神戸新聞社会部で阪神淡路大震災や神戸連続児童殺傷事件を取材。被災地で精神科医の中井久夫さんと出会い、精神医療の取材を始める。2000 年に読売新聞東京本社に移り、2003 年から 15 年間医療部に在籍。菊池寛賞、日本新聞協会賞、ファイザー賞などを受賞した看板連載「医療ルネサンス」の 200 回を超える執筆や、数々のスクープで「医療の読売」を支えた。2018 年 1 月に独立。OUTBACK アクターズスクールの活動で 2022 年度こころのバリアフリー賞受賞。著書は、新潮ドキュメント賞最終候補作の『精神医療ダークサイド』（講談社現代新書）、『なぜ、日本の精神医療は暴走するのか』（講談社）、『心の病気はどう治す？』（講談社現代新書）など。PADI のプロスキューバダイバー、潜水士でペーパー船長。

青山さんたちの話を聞いているだけで腹が立ってきました。私は二十五年近い新聞記者生活のなかで、二十年以上、医療担当でした。あまりない経歴だと思います。精神医療についてはじめて取材したのは、神戸新聞にいた一九九五年です。阪神淡路大震災のときに、当時の神戸大学精神科神経科教授だった中井久夫さんに会いにいき、多くのアドバイスをもらいながら心的外傷についての長期連載（二十三回）をまとめました。そのときは、精神医療に対してとても良いイメージを抱きましたが、読売新聞医療部に移って取材を進めるうちに、とんでもないことが出るわ出るわで、気がついたら悪いことばかり書いている感じになりました。

それ以前にも、これから登場される大熊一夫さんたちの活躍で精神医療の闇が暴かれ、法律も変わりました。それで、良くなったというイメージが社会に浸透したのかもしれません。ところが、精神医療の状況は昔と変わらずひどいままだったのです。それで二〇〇〇年代半ばくらいから、私は精神医療の闇の部分を次々と暴いていきました。でも、ウソみたいにひどいので「今どきそんなことがあるはずがない」と信用されず、誇大妄想だとか、カルト信者だとか、さんざん陰口を叩かれる始末でした。色々なスクープも書いたのですが、新聞社内での記事の扱いも良いとは言えませんでした。

私は医療記者なので、社会部のような人権問題うんぬんというよりも、診断、投薬、行動制限などの医療の内容を主に問うてきました。精神医療は一般診療科と比べて、質が明らかに劣っています。それは仕方のない部分もあるのですが、明らかに違うのです。

何を書いても孤立無援の状態がしばらく続きましたが、最近は色々なところで問題が取り上げられるようになり、私の訴えがウソや妄想ではなかったことが証明されてほっとしているところです。

## そこに医学は存在しない

フランスの哲学者、ミシェル・フーコーは、一九六〇年くらいにこう言っていました。「精神医学は医学の皮を被った道徳と政治のストーリーであり、実際には狂人というレッテルが貼られた人々をしつけて静かにさせていただけだった」。これは今も変わりません。精神科医の松本俊彦さんらが翻訳に関わり、最近出版された「マインド・フィクサー」という本にはこう書いてあります。

「一九八〇年代に『生物学的精神医学』革命をもたらそうとした野心的な挑戦は、今では見る影もない。近年、製薬企業の多くは儲けを生み出す新たな向精神薬が生まれる見込みは小さいと判断し、精神科領域から逃げ出しており、生物学的精神医学の権威を頼りに作成された診断マニュアルは、部外者だけでなく、このマニュアル策定に従事していた関係者たちからも攻撃を受けている有様だ」。残念ながら、これが現在の精神医学、精神医療の現状です。

精神疾患はドル箱なので、製薬企業はあきらめきれず、ＬＳＤやＭＤＭＡ、マジックマッシュルームなどのサイケデリックス薬（幻覚剤）に活路を見いだそうとしています。重いうつ病とかＰＴＳＤとか、効きそうな人もいるわけですが、精神医療は診断すら曖昧ですから、米国のオピオイド・クライシス（麻薬性鎮痛薬中毒者の激増。毎年四万人以上が死亡している）のような大騒動が起こるのではないかと危惧しています。

## 患者たちの発信力向上プロジェクト

私はもう三十年近く、精神医療、精神医学の取材を続けてきましたが、人権問題をモグラ叩きのように告発しているだけでは何も変わりません。「普通」からちょっと外れただけの人たちに大した根拠のない病名を付けて精神科病院に閉じ込め、排除してきたこの社会は、患者たちの真の姿をあまりにも知らな過ぎます。無知が差別や偏見を生み出している。そこで私は、患者たちの発信力を向上させるためのプロジェクト「ＯＵＴＢＡＣＫプロジェクト」を横浜で立ち上げました。その演劇部門が、二〇二一年に始めた「ＯＵＴＢＡＣＫアクターズスクール」です。

メンタルヘルス不調の真っただ中にある人や、その経験者たちが対象で、彼らの体験を基にしたオリジナル作品（一作品あたり四十分から六十分）を作って有料で上演しています。様々なプロが関わり、お金をとっても恥ずかしくない内容に仕上げて、本格的な劇場で上演しています。有難いことに、第一回横浜公演から満員札止めが続いています。

二〇二三年九月には文化庁の助成を受けて、選抜スクール生とスタッフ総勢二十人が愛媛の松山に飛び、出張公演を行いました。四十分のオリジナル作品とトークで構成し、大好評でした。メンタルヘルス不調に悩む人たちも多く見に来てくれて、私たちの舞台に刺激を受け、新たな活動が松山で始まろうとしています。

二〇二三年のクリスマスシーズンには、第三回横浜公演を二日連続開催しました。認知行動療法の第一人者である精神科医・大野裕さんのトークと対談をプログラムに入れたこともあり、医療・福祉関係者や行政関係者からも大変注目されました。色々な業界を巻き込むことが大事だと思っています。二〇二四年も出張公演を行ってこのムーブメントを各地に波及させ、いずれは世界進出を目指しています。

スクール生はどんどん増えて、現在は五十人近くになっています。統合失調症、不安症、依存症、うつ病、双極性障害、アルコール依存症など、様々な診断名を付けられた人たちです。

彼らは、自己肯定感を持てず、社会からひどい扱いを受けて傷ついてきました。恩着せがましい医療や福祉にも振り回されてきました。そんな彼らが、舞台で自分の体験や思いをめいっぱい表現し、お客さんたちを感動させる。これで元気にならないわけがありません。彼らが舞台で輝く姿は、この社会の偏見をも変えていきます。

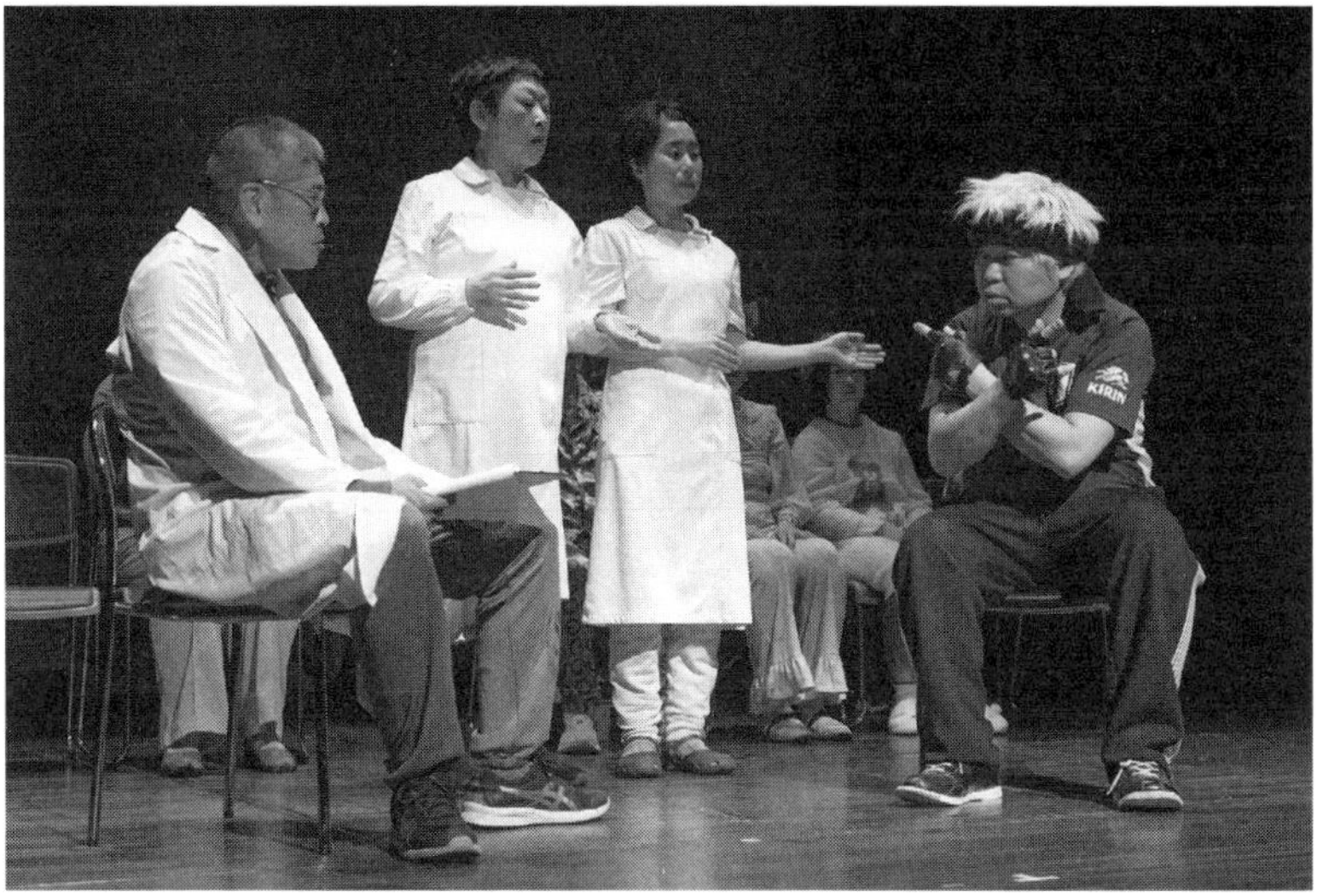


・「OUTBACKアクターズスクール」の公演

【おかしな診察室・ドリフ外来】

医者　次の患者さん、お入りください。
患者　こんにちは。
看護師　♫　ババンバ　バンバンバン
医者　薬のんでるか？
患者　はぁ
看護師　♫　ババンバ　バンバンバン
医者　勉強してるか？
患者　はぁ
看護師　♫　ババンバ　バンバンバン
医者　親孝行しろよ。
患者　はぁ
看護師　♫　ババンバ　バンバンバン
医者　また来週。
患者　はぁ、どうもありがとうございます。
看護師　お大事になさってください。

・オリジナル作品のダイジェスト版や制作過程、スクール生インタビューなどをYouTubeの「OUTBACKプロジェクトチャンネル」で公開していますので、ぜひご覧ください。

https://www.youtube.com/@outback6370

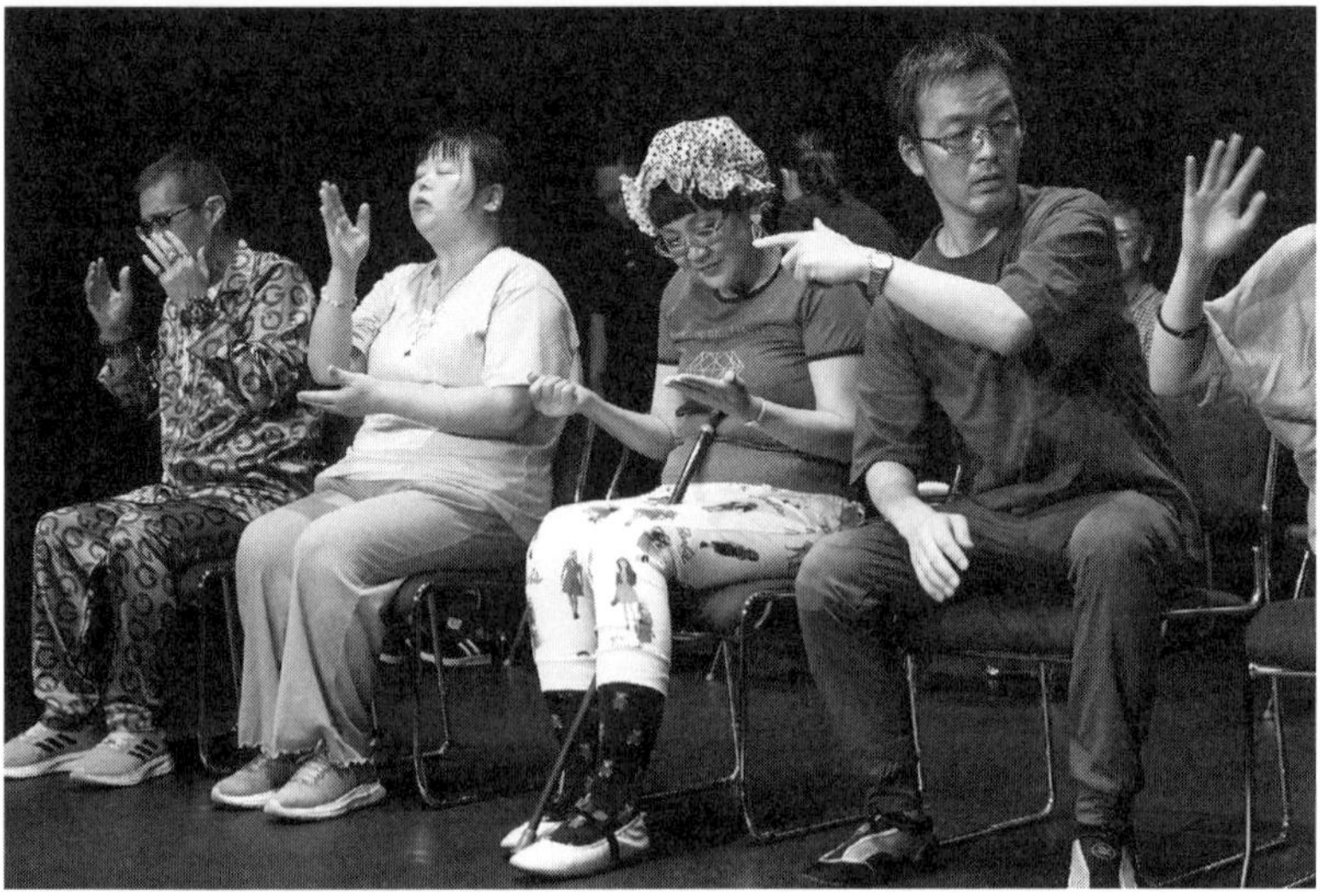

【精神科病院に入院したばかりの患者Aを襲う悲劇】

患者C　南無妙法蓮華経

患者A　あの、すみません。隣の人、お経唱えている人、あれなんなんですか？

患者B　ああ、あれは毎朝決まった時間に始まるんですけど、もうすぐ終わると思いますよ。みんな、ここに来たときは違ったと思うんですけど、ずっとここにいるとこんな感じになっちゃうんです。

患者A　たいくつだなあ。テレビ見よう。

患者B　あ、ダメダメ。テレビは決まった時間にしか見れないんです。

患者A　えっ、決まった時間？仕方ないなあ。じゃあ、のど渇いたからコーヒー飲もう。

患者B　あーっ、ダメダメダメ。コーヒーは朝の決まった時間にしか飲めないんです。

患者A　決まった時間？それなら自販機でジュース買ってこよう。

看護師　どうしましたか？

患者A　すみません、あのですね、先ほどお預けした私の財布を返していただけますか。ジュースを買いたいので。

看護師　申し訳ないです、一度お預かりした財布はすぐにはお返しできないルールになっています。

患者A　ルールですか？飲みたいときにジュースも飲めない？もうなんだか、どんどん具合が悪くなってきてるんだけど。なんかもう、嫌だなここ。ああもう、こんなところ居られないよ。

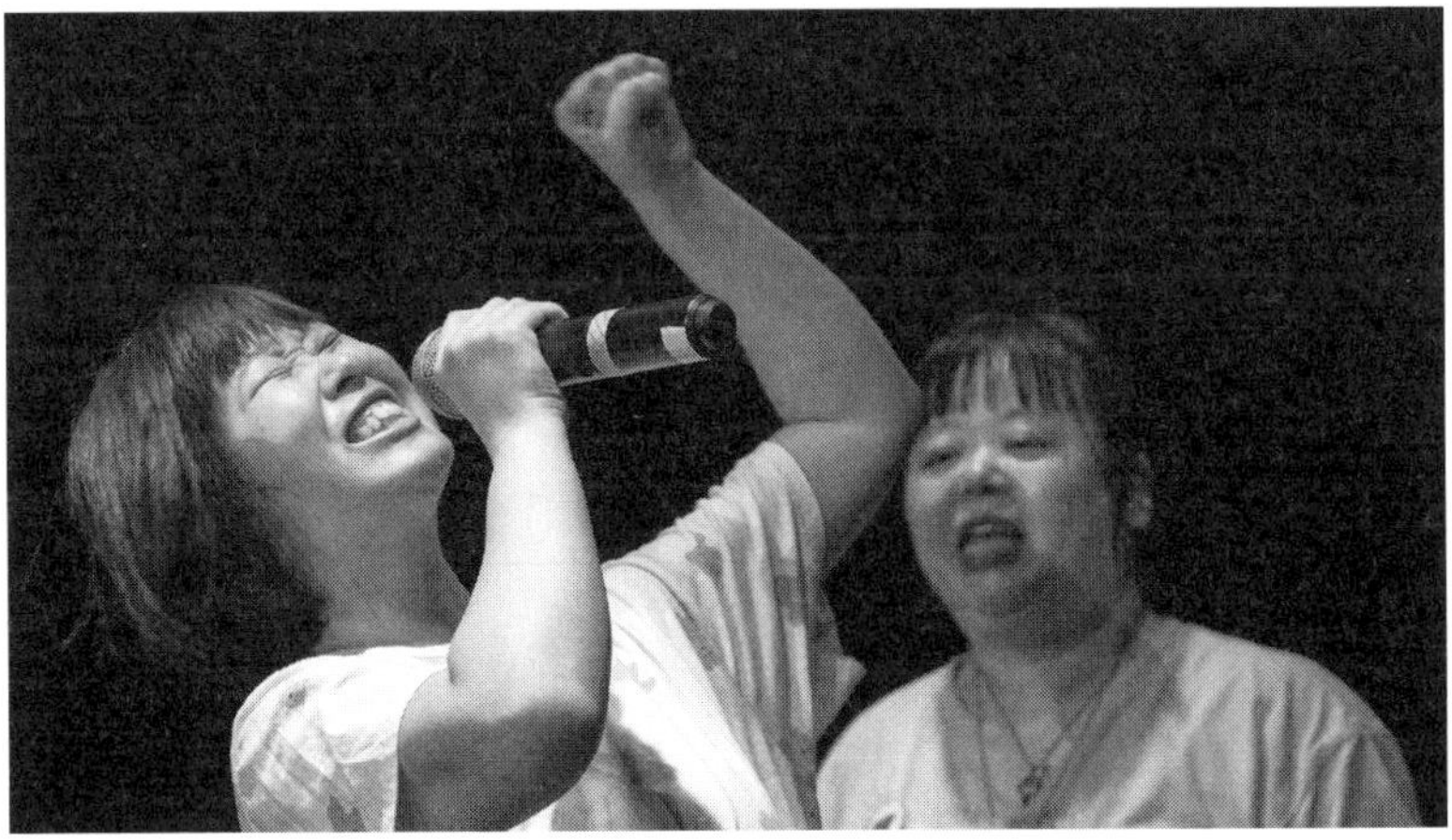

【りっちゃんと
みっちゃんのラップバトル】

（♫りっちゃん）
ねえねえ私はＭＣりっちゃんだよ
私は私が一番大好き
嫌なところは一つもないよ
お顔も体も性格も
全部が全部りっちゃんだから
私を全部愛してるんだ

（♫みっちゃん）
りっちゃんりっちゃん
うるせいわ
俺は富士そばストレート
顔も体も性格も
愛せるなんて
マジわけわかんない
そんな人生
死んで生まれ変わっても
ありえねえ

（♫りっちゃん）
りっちゃんピチピチなんだけど
今まで色々あったんだ
親に金を盗まれ
放置され
満たされず
ご飯を三日も食べられなくて
死にかけたけど
生きているんだ
知ってるか
ご飯を三日も食べられないと
お尻から
緑の液体が出てくるんだよ
だからこんな私を
愛せない
可愛がれない
理由がないんだ
精一杯生き抜いてきたから
私はりっちゃんりっちゃんが
大好きなのさ！

（♫みっちゃん）
食べられないのもつらいけど
過食するのもつらいぜ
ポッキー、クッキー、
クッキー、ポッキー
カップ麺
お湯も入れずに貪る
吐けば顔むくむ
歯は溶ける
永遠と繰り返すプロセス
私じゃないトランス状態
私じゃない私愛せない
こんな自分は
駅のトイレの隅っこに
置いて消えたい

（♫りっちゃん）
だけどね
ほんとはね
自分を
愛せなくてもいいんだ
みんながね
私の努力を
認めてくれれば
それだけで
満たされるんだ
私にだって
愛される
権利は
あるんだよ！

青山　佐藤
大熊　風間
持丸　木原

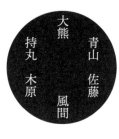

# クロストークA

木原育子（以下木原）――ラップにのせて、こちらもビートを刻みたくなる映像で、何だかかっこいい。実際に見に行きたいと思った方たくさんいらっしゃったんじゃないでしょうか。さて、ここからはクロストークに入っていきます。

こんにちは。本日ファシリテーター役を仰せつかりました東京新聞特別報道部で記者をしています、木原育子です。どうぞよろしくお願いいたします。

さて、前半はこの三人に発表していただきましたが、奇しくも佐藤さんは活字メディアから演劇という分野で精神医療の現状を発信しているわけですね。私はずっと活字メディアで仕事をしているので、映像や演劇の世界は素人です。活字から演劇へと表現方法を変えたということで、精神医療の伝え方も変わってくる一面があったのでしょうか。

**佐藤光展**（以下佐藤）――どうでしょうね、患者の思いがどんな形であれ、きちんと伝わればいいと思います。ただ、患者たちの生き生きとした姿は、生の舞台や映像がいちばん伝わりますし、こちらがインタビューで引き出すのではなく、自ら取り組んで元気になって、その姿をきちんと見せることで、人々の意識も変わる。演劇は一石二鳥なんです。

これまでは医療や福祉を受ける側だったスクール生たちが、猛練習を経て観客に感動を与える立場に変わる。するとみんな自信をつけて、元気になっていきます。彼らの舞台を見ると、症状が軽い人たちに思えますが、どちらかというと重かった人ばかりです。それが、ありえないくらい元気になっているんです。

最初の頃は、ワークショップに来ても横になってばかりだった人が、続けるうちにラップで歌ったり踊ったりする。生の舞台だと、スクール生にもお客さんの感動が直に伝わってきて、それでまたノリノリになって、最高の本番になるわけです。発信力向上プロジェクトの取っ掛かりとして、演劇を選んで良かったと思っています。

**木原**――発信力向上プロジェクト、いいですね。「精神医療」に関わり、支援が必要な状態にあると社会から「立場の弱い人」とレッテルを貼られがちです。生き生きとした強さや輝きがあるのに、なかなか目を向けられにくい。でもそうじゃない。キラキラした非常に純粋でピュアなところをしっかり捉えていて、とっても素敵。それは映像からも明らかでした。

一方で、青山さんたちは、原発事故がきっかけで精神科病院での長期入院から解放された伊藤時男さんへの取材や滝山病院での虐待事件など、社会課題に迫る現場に入られています。映像としてそういった「闇」を撮る苦労はいかばかりかと思いますが、そのあたりはどうでしょうか。

**青山浩平**（以下青山）―― その前に、佐藤さん、取材をさせていただけないかと思いました。当事者の皆さんに出ていただいてスタジオでラップバトルってめちゃくちゃ面白そう、テンションあがるなと思って聞いてました。

昔、「べてるの家」（北海道浦河町にある精神障害等を抱えた当事者の地域活動拠点）に取材に行ったとき、当事者の語りはこんなにも面白いのかと感銘を受けて番組を三本も作りました。当事者はどういうことに悩み、どういうときに元気が出なくて、幻聴とはどんなものか。べてるの家の当事者たちがどう幻聴と共存しているか、三週間ほど取材させてもらったのですが、孤独・仲間・感情・人間・精神科の立ち位置など、深く考えることができた貴重な経験でした。

当事者の皆さんのエネルギーが溢れているところを画面に出さないと伝わらないものもあるので、骨太な調査報道だけではなくて、面白くて理解が深まるものも取材していきたいと考えています。

**木原** ―― いずれにしても佐藤さんの映像の中で、ラップを刻んだり夢を語ったりする当事者さんの姿に、人間のむき出しの強さみたいなものを感じます。

　一方、長期入院という構造的な環境を制度設計していたり、支援が必要な人をどこか差別的な視点で捉えていたりするのも人間なわけです。精神医療の現場を長く取材していると、そういった人間そのものの「闇」という部分にたどり着く気もしていますが、大熊*さんは、いかがでしょうか。

＊大熊一夫（ジャーナリスト・Ｐ56）

大熊一夫（以下大熊）――まず何が問題かを絞って考えましょう。この日本には、千百軒もの精神病院があって、そこに三十万人もが入院している。その三十万人の六〇～七〇％は、自由を奪われた状態にある。あの中は、自己表現も自己決定も、許されない。毎日、時々刻々、屈辱的な仕打ちが待っている。そして、みんないじけているんです。五十年前に僕が体験した病院ではそうでした。「自分はいつここから出られるのだろうか」という不安感で心が押しつぶされてしまっているんです。

　イタリアの改革者たちが言います。精神病院は人間を物体化する、サブジェクトにしちゃうと。こんな物体化された人間を、どう治療したらいいのか、と悩み、そこから「自由こそ治療だ」というあのトリエステ精神保健のスローガンが出てくるのです。物体化されてしまった人々、……ほんとにそうなんですよ。そして、閉じ込められたり縛られたりされたことがトラウマになってしまっている。こんなところが治療の場のはずがないと、心底思っています。

　それと正反対なのが、今の佐藤さんの映像ですね。僕はあの映像を見て、すぐ思い出したのが浦河べてるの皆さんです。べてるの人々には、自己表現しようという意欲が横溢《おういつ》しています。普通の人間なら当たり前のことなんですけどね。

僕がべてるにはじめて出会ったのは、朝日新聞にいる時代で一九八〇年代終わりごろです。朝日新聞をやめる直前です。朝日新聞厚生文化事業団の発案で、精神疾患を抱えていて、顔をさらして人前で話していただける、そういうことが可能な人を新聞のお知らせ欄で募集したんです。すると手をあげてくれたのが浦河べてるの家の人たちだった。他に、たしか京都の前進友の会や、静岡県の藤枝の人々が名のり出てくれた。それで、福岡で精神疾患の人々の自己表現大会みたいな催しをやった。

そのときのべてるの連中は、僕のアタマにあった統合失調症の人々のイメージとまったく違って、とにかく明るい、縮こまっていない、すごく態度がデカい、これは良い意味でですよ。こんな態度のデカい精神疾患ってはじめてだったので、ぼくにはすごいインパクトでした。とにかく、精神病院で心を押しつぶされてしまった人々とはまったく違うんです。あっ、これなら病気を乗り越えることができるのでは、と思いました。それ以来、僕はべてるに惹かれています。

木原――風間さんどうですか？　*風間直樹（『週刊東洋経済』編集長・P48）

風間直樹（以下風間）――青山さんの「当人以外、幸せシステム」という日本の精神医療の現状を示すこの言葉、私もまったく同感でよく使わせてもらっています。その裏返しで「安全・安心」という政治家がよく使うキャッチフレーズがありますが、精神障害者を地域から排除する動きを知るにつれ、この言葉ってすごく怖いなと感じます。精神医療の取材をしていると、すごく怖いマジックワードだなと痛感させられました。

木原――そうですよね。「当人以外、幸せシステム」。しっかり言い当てている言葉であるように思います。目を凝らして見ようとしなければ見えない問題として地下に潜ってしまっていたというわけですよね。では、どうやったら社会は精神医療の問題について我が事として捉えてもらえるのか。精神医療に関わり支援が必要な人を異質な存在としないために、伝える側として何ができるかという問いの答えを皆さんはどうお持ちでしょうか。

例えば私の話からすれば、私の本職は記者ですが、週末は地域活動支援センターでボランティアをしています。取材で彼ら彼女らに接するとどうしても緊張させてしまったりして、素顔がなかなか見えません。取材にならないところをあえて大事にしたいという意味で一緒に過ごしていると、段々呼吸が合ってくるんですね。思わぬいい表情をしてくれたり、警戒感なしの満面の笑みで語ってくれたり、新たな発見があるんです。一緒に過ごしながら内側から物事を見ていく経験の積み重ねは、必ず行間に変化を生むと信じ続けています。

そういったぽんっと心に波紋が描かれるような記事を伝え続けることで、社会を変える一歩になれたらと思っていますが、皆さんはいかがでしょうか。Ⅰ部のスピーカーの三人に話していただいて、いったん閉めたいと思います。

青山――精神医療がブラックボックスになっていて、実態が見えないのが問題だと思います。精神科はもともと一般科よりも取材のハードルが高いですよね。精神科の〝塀〟は世間の差別や無理解が高くしている面もあり、もちろんちゃんとした病院もありますが、問題が毎年のように発覚し続けている。

大阪など病院訪問が盛んになされているところは風通しが良くなると思うんです。そういう外からの目が入る機会がなければ、悪い言い方をすれば〝囲い込み〟状態になり、何が起こっているかがそもそもわからなくなってしまう。

佐藤――私は今、精神疾患のある人たちに毎日囲まれています。先ほどの演劇に登場したスクール生の中には、強制入院五回のツワモノもいます。もし、そういう人たちが本当に百獣の王だったら、私はもうこの世にいないと思います。

統合失調症の診断は実にいい加減で、一般診療科のような科学的根拠がなく、バイオマーカーも検査法もなく、原因不明の幻聴や妄想を大雑把に括った症候群に過ぎません。それなのに、統合失調症イコール危険な人物、犯罪者予備軍とみることが、いかにめちゃくちゃか。精神疾患を患う人は、多くが幼少期などに虐待やいじめられた経験があります。話をよく聞くとわかります。彼らは犯罪者予備軍ではなく、明らかに被害者です。彼らをメンタルヘルス不調に追い込みながら、のうのうと生きている連中こそが犯罪者なのです。

過去の経験がトラウマとなり、厳しい環境の中で傷が更に深まって、色々な症状を発症します。もちろん個々が持つ過敏性もありますが、大抵は何らかのトラウマを抱えています。そんな被害者に、ストレスゆえの精神疾患が生じると、この社会は排除という形で新たないじめを仕掛けてくるのです。

こうした負の連鎖に歯止めをかけなければいけない。人権を声高に叫んでいるだけではだめです。私にとっては、その一つが今の演劇活動です。演劇のみならず、こういう活動を広げたいと思っています。

持丸——病気や障害はその人の一面でしかないので、番組で伝えるときには、その人がどんな人柄で何を大事に生きてきた人なのか、少しでも〝人となり〟を描くことを心がけています。そうすることで、「統合失調症のAさん」という記号ではなくて、「自分とさほど変わらない一人の人間なんだ」と、共感したり、問題を自分の身に引き寄せて考えることができるのではないかと思っています。テレビだとどうしても時間的な制約があって、特に「ルポ死亡退院」のように検証を重ねていく番組だとなかなか難しかったりもするのですが、そのことを心がけていました。

例えば、タクシー運転手だった男性の妻との馴れ初めや、もう一度母親と暮らしたいと願っていた男性が、病室で「愛は勝つ」を歌うシーンなどです。一人ひとりの背景を伝えることで、精神科病院の中にいるかわいそうな人ではなくて、「自分と同じ時代を生きている人なんだ」、「精神疾患は決して特別なものではなくて、誰もがなり得るものなんだ」と見る側が自ずと思えるようになれば良いなと思って制作しています。

木原——ありがとうございます。そろそろ時間になりましたので、Bグループにうつります。

# 2章

# 経営が一番、患者の人生は二番

クロストークⅡ　Ⅱ部　Bグループ

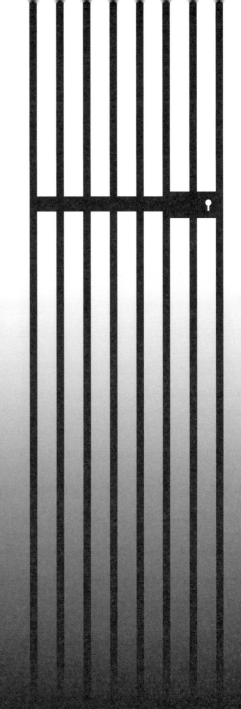

# 3 八期十六年「ドン」が描く入院者の幸せ

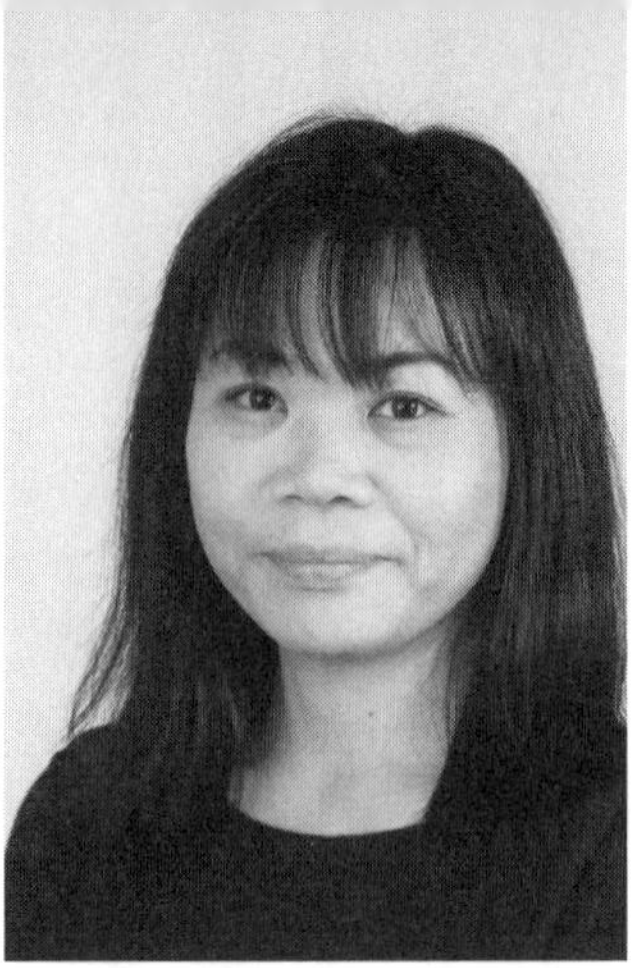

木原 育子（きはら いくこ）

東京新聞・特別報道部記者
精神保健福祉士
社会福祉士

愛知県出身、名古屋大学大学院修了後、2007年に中日新聞社に入社。15年から東京新聞（中日新聞東京本社）社会部で警視庁や都庁担当を経て、2020年から特別報道部。精神医療や司法福祉、児童養護など福祉に関わる問題を中心に取材中。アイヌ民族を巡る差別問題では、2023年のメディア・アンビシャス大賞を受賞。社会福祉士と精神保健福祉士の資格を取得し、東京新聞特報面で企画連載「社会福祉士⇔新聞記者」を掲載している。今年9月には『服罪－無期懲役判決を受けたある男の記録』（論創社）を出版予定。この他、戦時下のある家族を描いた絵本『一郎くんの写真：日章旗の持ち主をさがして』（福音館書店）、共著に『戦後の地層：もう戦争はないと思っていました』（現代思潮新社）など。

本日ファシリテーター役を務めさせていただいていますが、今回は登壇者として少し発表させてもらいます。

まずは私の簡単な自己紹介です。私は、二〇〇七年に入社した、記者歴十七年目の新聞記者です。様々な地域を転々としながら、各地の県政や県警などの担当として取材をしてきました。日々のニュースに精一杯で、精神医療の取材を始めたのは実は二〇二〇年、東京新聞（中日新聞東京本社）の特別報道部に配属された頃からで、正直言って最近です。恐らく今日の六人のスピーカーの中では、精神医療分野の取材歴は最も浅いかと思いますが、そんな私がなぜ、精神医療分野に横たわる問題について集中的に伝え始めたかというと、理由はたくさんありますが、この国の福祉に対するあり方が最も映し出されているかもしれないと思ったからです。「人権感覚」と言い換えてもいいかもしれません。ある種の驚きを持って、どうしてこんなことがこの国でまだまかり通っているのかと、突き動かされる何かがありました。

私は社会福祉士と精神保健福祉士の資格を持っていますが、資格を取る際、実際に精神科病院で実習をしました。恐らく新聞記者という肩書きでは、ここまで見せてもらうことはなかったかもしれません。実習生を受け入れるわけなので、かなり人権意識の高い病院だったかとは思いますが、それでも、実際に身体拘束の現場を目の当たりにしたときは驚愕しました。

私にはその患者さんから拘束要件を満たす切迫性などをまったく感じられませんでしたが、人の自由を奪うという行為が、かなりナチュラルに注射でも打つような感覚で当たり前のように行われていました。隔離室でドキドキしながら間近で見ていた際、ふとその部屋の木の柱に、「あほ」「窒息」と彫り込まれている文字を見つけました。衝撃的でした。室内に鋭利なものは持ち込めないので、恐らく爪かファスナーで彫り込んだのだと思いますが、制度の不気味さ、異様さを突きつけられる思いでした。こういった究極の人権侵害を可能にしている状態が、未だ存在していることに強い違和感を覚えました。その違和感が私を前に進ませる原動力であり、エネルギーになっています。

その思いのまま突き進んだ記事の一つが、二〇二三年七月七日付で東京新聞「こちら特報面」に掲載された日本精神科病院協会（以下日精協）の山崎學会長にインタビューした記事かと思います。今日、なぜこんな若輩者の私がファシリテーターを含めてここに来させてもらっているかというと、この記事に大きな反響を寄せていただいたということが理由なのかと思います。

## 「日本精神科病院協会」山崎學会長インタビュー

Ⅱ部のテーマは、「闇を生み出す構造」というテーマでして、やはり精神医療の構造を巡る話題について、日精協の存在感抜きには語れないということで、触れさせてもらおうと思います。

日精協のトップ、山崎会長については、恐らく今日の登壇されているジャーナリストの中で、殆どの方がインタビューをされているかと思いますが、まずは、なぜ山崎会長に迫ろうと思ったかについてです。

これは非常にシンプルで、精神医療分野の取材を続けていく中で、身体拘束や隔離を肯定し、精神を患う人たちが地域で暮らせるようになるまでの支援を明確に否定する日精協トップとは一体どういう人なのか、非常に興味があったからです。純粋に腹を割って、考えを聞いてみたいと思いました。実際にお会いして、膝と膝をつき合わせて話せば、何か見えてくるものもあるのではないかという淡い期待もありました。ですが、それは早々に無残に打ち砕かれました。取材の結果は非常にわかりやすいものでした。どういった言葉が出てきたのか。

——身体拘束については？

拘束しないで、患者さんが逆に自殺したとか、転倒骨折したとかのほうが怖い。

——精神科病院に長期入院し続けることは幸せか？

そう思うよ、ぼくは。地域で、アパートで一人暮らししながら、明日のこともわからず生活するのと、病院の四人部屋で皆でご飯食べるのと、どっちがいいかって言ったら、ぼくは病院を選択するよ。

——退院し地域で暮らす地域移行については？

地域で見守る？誰が見てんの？あんた、できんの？きれいごと言って結局全部他人事なんだよ。

――強制入院の根拠法の全廃を勧告した国連障害者権利委員会については？

余計なお世話だよ。

そういった発言内容でした。山崎会長は逃げも隠れもせず、人当たりのいい言葉でベールに包むこともなく、ストレートに思ったことを発言されました。帰りの道すがら、山崎会長に言われた言葉を反芻しながら、精神保健福祉士になるための実習で訪れた精神科病院の隔離室の柱に彫り込まれた、「あほ」「窒息」という言葉が自分の身体の中をぐるぐる巡り、強烈な体験でした。

さて、これをどう読者に伝えていくか。とても悩みました。日本の精神科病院のトップという立場のある人です。そのまま載せていいものか、ストレート過ぎる表現は少し差し控えながら伝え、負担なく読者に受け取ってもらえるようにするべきか。

結論として私が選んだのは前者でした。ありのままに載せる、という決断です。山崎会長の生きた言葉をありのままに伝えたほうが、生身の現状が伝えられる。加工的な編集をすることなくそのまま伝えたほうが真実性に近い。相当な理由がない限り、新聞記事で使うことができないように決められている差別用語もそのままに、こちらも逃げも隠れもせず、批判覚悟の上でストレートに伝えました。

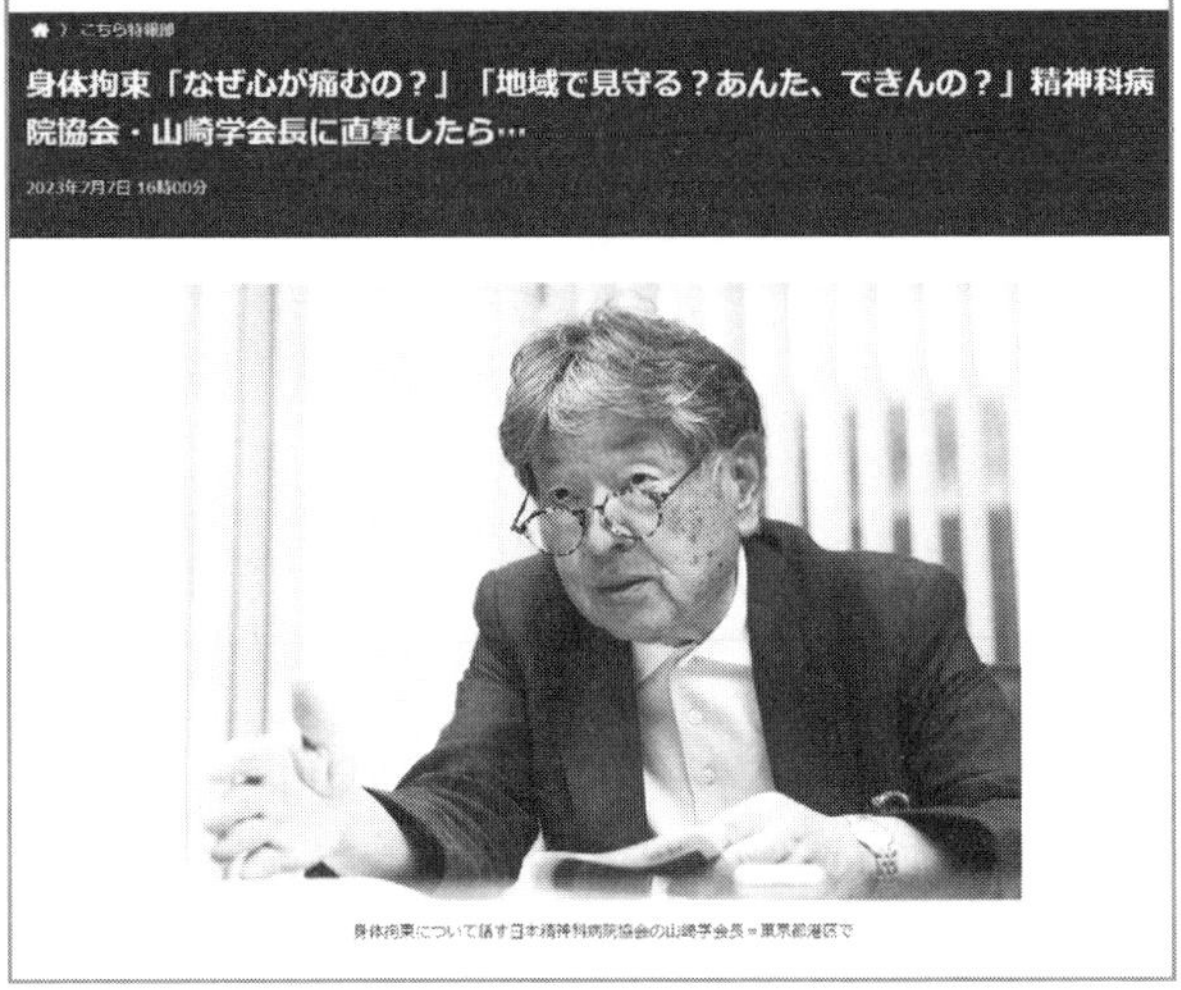
こちら特報部

身体拘束「なぜ心が痛むの？」「地域で見守る？あんた、できんの？」精神科病院協会・山崎学会長に直撃したら…

2023年7月7日 16時00分

身体拘束について話す日本精神科病院協会の山崎学会長＝東京都港区で

https://www.tokyo-np.co.jp/article/261541?rct=kihara_i

これは極めて個人的な考えですが、報道の仕事はあくまで、社会に横たわる社会課題について、考える材料を読者の皆さんに提供することが使命の一つだと思っています。ありのままに伝え、後は皆さんがどう思うか、問題提起としてボールを社会に投げました。福祉や精神医療に関心のある人たちはもちろんのこと、精神医療の現場をまったく知らない皆さんにも是非、知ってもらい、議論の出発点にしてもらいたい思いもありました。

結果としてどうだったか。

正直、こんなに盛り上がるとは思っていませんでした。皆さんがそれぞれ自分の意見を言い始めてくれました。ＳＮＳを中心に、台風のようにうねりを伴いながら四方八方へと拡散されていったのです。

どんな意見だったのか。大きく分けて二つありました。一つは、「山崎さんは悪くない」という「擁護派」です。「本当のことを言っているじゃないか」「実際精神障害者の人は怖い。その手のプロに隔離してもらうしかない」などという意見もありました。もう一つは、「けしからん派」。精神科医や精神保健福祉士など精神保健福祉分野の担い手たちを中心に、「山崎さんの言っていることは精神医療全般の意見ではない」と否定する意見が目立ちました。

私としては「けしからん派」の存在はある程度想定していましたが、実は、「擁護派」の声が案外多くて、そうやって可視化できたことが良い意味での成果の一つだったと思っています。今後は、こういった擁護派の人たちにこそ、気づいてもらう記事を量産していかなければならないと狙いが定まったという意味です。

また、「けしからん派」の中でも一〇〇%の純度で「けしからん」と訴えている人は恐らくむしろ少数で、山崎会長のインタビュー記事を読んで、何だかドキッとした心の揺れ、少し後ろめたいような気持ち……。山崎会長の言葉を認めたくないけれど、隠し通したかったはずの思いが表に引きずり出されていくような感覚……。そうやってあぶり出されていく「何か」が存在していること自体が、実は、この国の精神医療が変わらない「社会側の正体」なのかなとも思いました。

印象深かったのは、インタビューの中で、身体拘束について、「心は痛まないのか?」と聞いたところ、「心痛みませんかって何なの?失礼だよ」と恫喝に近い言葉で叱られました。そのまま載せましたが、山崎会長はただ否定するだけではなく、なぜあれほど怒ったのかということは今も考えています。その質問は本当に失礼だったのか、ということです。

私は、どんな取材をする際でも、取材相手の「葛藤（アンビバレンツ）」という感情をとても大切にしています。世の中、白黒きれいに付けられることの方が少なく、どの社会問題でも葛藤の中にこそ真実が宿っていることが多いと感じるからです。

ただ山崎会長は恐らく、この葛藤状態を見ないようにシャットダウンされていらっしゃるのかなと思いました。それなのに、真逆の問を掲げて私が踏み込んできたので、「失礼だよ」と血相を変えられたのかなと推測しています。

インタビューの中で、唯一穏やかな表情を見せていただいたような瞬間もありました。それは、山崎会長自ら、自身が父親の病院を継いだ二代目で、「小さいときから閉鎖病棟で患者さんに遊んでもらって育った」と話したときでした。山崎会長にとって、それは幼き頃の「良い思い出」で、隔離室を否定することは、自身の幼少期の大切にしてきた思い出をも否定することにつながる。それを守りたいと思われているのかなとも思いました。もちろんこれもまた私の推測ですが、もし次回のインタビューが実現したら、聞いてみたいと思っています。

いずれにしろ、山崎会長個人を、社会的にも個人的にも批判する思いは毛頭ありません。ですが、精神医療の見識をバージョンアップさせることなく、強制入院や強制治療の現場で大きな権限を持ち続けることは、この国の精神医療にとって本当に良いのか、考えずにはいられませんでした。

Ⅱ部では、精神医療の「闇の構造」ということがテーマなので、あと一つだけ申し添えたいと思います。それは、「政治との距離」ということです。山崎会長は異例に、日精協の会長八期目に突入しています。「なぜ会長に留まるのか？」という私の問いにも「精神科医療を何とかしたいと思っている。財源がつかないとしょうがない」という旨を話されています。

日精協の強い政治力は、すでに公になっているオープン情報だけでもわかります。新聞各紙が欠かさず掲載している首相動向のメモ「首相の一日」を見るだけでも、時の首相だった（故）安倍晋三氏と泊まりがけでゴルフを楽しんだり中華料理を食べたりする間柄だったことが記録されています。

それは政治資金収支報告書からも明らかです。日本精神科病院政治連盟の二〇一七年から一九年の収支報告書には、安倍元首相や厚労族議員らに対し、四百万から五百八十万円分のパーティー券購入。二〇年以降の収支報告書にも、厚労族議員ら側への献金が報告されています。

こうやって政治家や政策決定者と近い関係を築いていることも、制度設計を立てていく中で、精神科病院を無慈悲な扱いにすることはしにくい、強いては精神医療が変わりにくい土壌を生む構造を作っているのではないかと思っています。

最後に、ではこういった構造をどうしたらいいのか、ということです。

山崎会長のインタビュー記事に表れているように、自身を信じて揺るぎない「正しさ」とは、時に暴力性を内包しています。本当にそうなのか、社会が葛藤することが必要ではないかと思います。そして山崎会長の言葉に、動揺する心の揺れ…うまく言えないですが、そういった自身の矛盾を自覚し、受け入れ、考え続けることが、将来的に精神医療が変わっていく「ヒビ」みたいなものになるのかなと思っています。矛盾がない人や、葛藤がない社会など面白くない。揺れてていい、ということを認めた上で、新たな一歩を進んでいけるような記事を、今後も伝え続けていけたらと思っています。

# 4　経済記者は黙らない

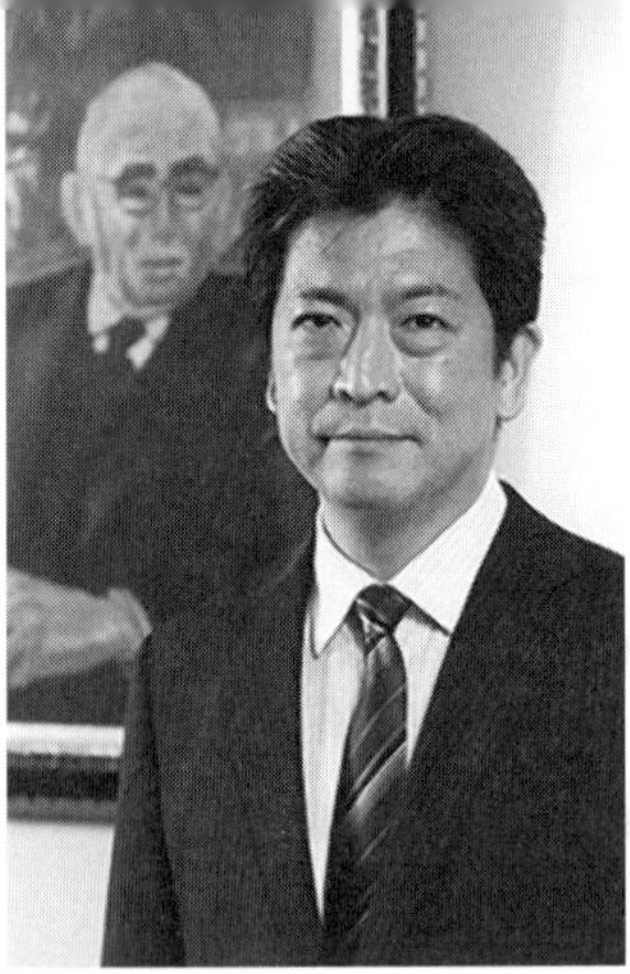


風間 直樹（かざま なおき）

東洋経済新報社
『週刊東洋経済』編集長


1977年長野県生まれ。早稲田大学政治経済学部卒業、同大学大学院法学研究科修了。2001年東洋経済新報社に入社。電機、金融担当を経て、雇用労働、社会保障問題等を取材。2014年8月から2017年1月まで朝日新聞記者（特別報道部、経済部）。東洋経済に復帰後は、『週刊東洋経済』副編集長、調査報道部長を経て、2022年4月より『週刊東洋経済』編集長。『ルポ・収容所列島 ニッポンの精神医療を問う』（東洋経済新報社）、『雇用融解』（東洋経済新報社）、『融解連鎖』（東洋経済新報社）

経済誌、『週刊東洋経済』編集長の風間です。なぜまったくの畑違いの者がこの精神医療というテーマに取り組んできたか、そこから見えてきた構造問題について、私の取材してきたことをお伝えします。

簡単な自己紹介です。大学卒業後、新卒で東洋経済に入り、一時、朝日新聞にもいましたが、出戻りました。昨年四月からは編集長という管理業務を担うことになり、ストレスの多い日々を過ごしています。取材現場が懐かしいです。

週刊東洋経済は、ジャンルでいえば経済誌、専門的で堅いイメージですが、私は編集長になってから、「お金がからめばすべて経済」と旗を掲げ、より幅広いテーマを取り上げるよう部員にもけしかけています。自分自身も宗教関連のもの、薬局をまわるものも取材しました。紙の雑誌の部数は確かに厳しいですが、一方で「東洋経済オンライン」が若い人にも非常によく読まれていて、一時は、月間ＰＶ三億超えという新聞社に迫るくらい読まれていました。

経済記者の中でも私は変わったテーマをすることが多かったのですが、精神医療連載の前には雑誌の特集で「子どもの命を守る」というテーマに取り組みました。児童養護施設で多くの子どもたちが向精神薬の服用を半ば強要されている話であり、児相の強制力と合わせ、そんなことがあるのかとはじめて知ることばかりの驚きの取材でした。

もう一つがこれまで長く取材してきた貧困問題です。その中で「大規模無低」と呼ばれる、大人数の生活困窮者を収容している無料低額宿泊所にまつわる様々な問題点を指摘するキャンペーンを、東洋経済オンラインで展開しました。

生活保護費の受給の条件となるのが、こうした劣悪な環境の施設への入所だというのはいかがなものかと、オンラインでキャンペーン報道をしました。

無届けの施設を含めると、全国で約三万人以上の困窮者がこうした施設への入所を余儀なくされています。これらは民間の施設ですが、入所者の生活保護費によって運営されています。「貧困ビジネス」の温床として社会的問題化された結果、今は少し改善方向だと聞いています。

こういったテーマに取り組む中で、我々がなかなか「中に入れない」「接触できない」「見られない」世界で、とんでもないことが起きていると感じる中で出会ったのが、精神医療問題です。

## 連載の三本柱は「医療保護入院」、「身体拘束」と「薬漬け」

最初のきっかけは編集部宛に閉鎖型の精神科病院に四年近くも強制入院を余儀なくされている女性からの手紙が届いたことでした。それまで直接に精神医療の取材をしたことはなかったので、手紙に書かれている内容の一つ一つが驚きの連続でした。

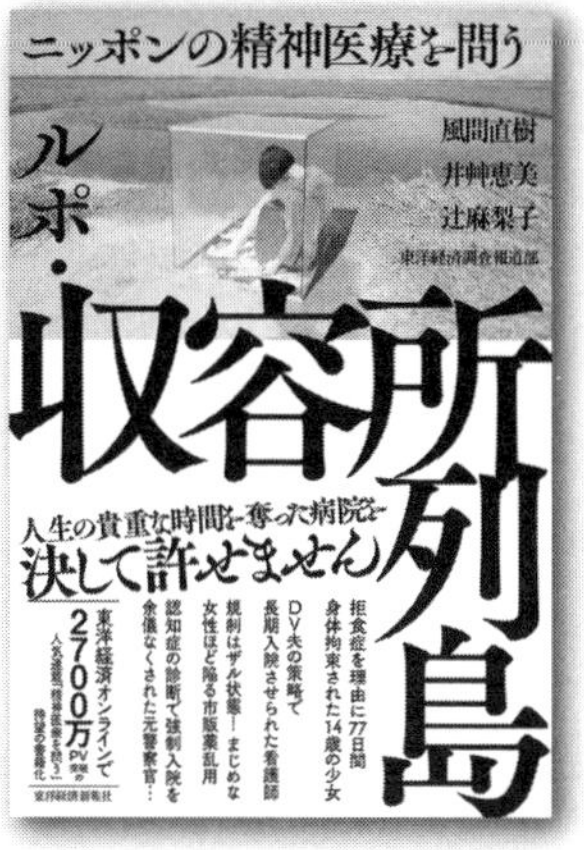


『ルポ・収容所列島 ニッポンの精神医療を問う』風間直樹・井艸恵美・辻麻梨子著（東洋経済新報社）オンライン連載「精神医療を問う」をベースに関連記事などを大幅に加筆して刊行。

薬はいっさい飲んでいないが、弁護士以外は家族とも面会できない。面会どころか、三年以上電話もメールもＳＮＳも含め、家族との連絡がいっさいできないという手紙をもらい、これをきっかけに足掛け三年以上の取材をして、「精神医療を問う」という連載を東洋経済オンラインで始めました。

二〇二〇年度のデータを見てみると、生活保護費全体が三兆七千億円、その約五割を超える一兆八千億円が医療扶助費、生活扶助費は三割弱の一兆一千億円弱、住宅扶助費が六千億円となっています。（高橋紘士「アサイラム型民間精神科病院の宿痾」より）

精神科病院に強制入院させられている生活保護の受給者は多く、生活保護費が病院経営の大きな原資になっていることを痛感しました。

連載の柱の一つにしたのが、医療保護入院です。精神保健指定医の診断と、家族など一人の同意さえあれば強制入院させることができる。こんな制度があるのかと驚きました。そこから身体拘束、薬の乱用という話に展開してきました。

連載では日本の精神医療にまつわる、様々な問題に触れていきましたが、最終回は、ご記憶の方もいると思いますが、かつて日本の精神医療史に残るような大不祥事を起こした報徳会宇都宮病院の現在です。その病院が今もあること自体驚きですが、そのときに問題を起こした当時の石川文之進院長が九十五歳の今でも現役で、彼らが昭和末期にしていたような乱暴な診察や強制入院が現在も行われているという、ショッキングな話で連載を終えました。大熊一夫さんの本で描かれた、五十年前の状況が、今も続いているという驚くべき話です。

同時にお金がらみでいうと、ＯＥＣＤ（経済協力開発機構）の人口千人あたりの精神病床数をみると、日本は二・五七、諸外国と比べると突出して多いです。これを、ヨーロッパとして病床数の多いドイツの一・三〇と同水準にすると、精神科病院入院者の約二十七万八千人、その半数の十三万九千人を退院させ、月々の医療費を六十万円と仮定すると、月八百三十四億円。年額にして約一兆円強の医療費となります。

ヨーロッパレベルの入院にするだけで、かなりの医療費を浮かせることができる。その浮いた分は地域移行支援、精神医療の転換につながる原資になる。その方向に様々な分野で施設から在宅、病院から地域へという流れがある。精神医療もそういう方向にいくかと期待したいところです。

取材で驚いたのは、統合失調症では新規入院が少なくなっている中、多くの精神科病院が認知症の人を抜けた分のベッドを埋める受け皿にしようとしていることです。

厚生労働省の推計によれば、二〇二五年に認知症の高齢者（六十五歳以上）は、約七百万人となる。認知症予備軍にあたる軽度認知障害（ＭＣＩ）まで含めると、確実に一千万人を超えるとみられ、高齢者の三人に一人となる。認知症だと診断されたことで、突如として精神科病院への強制入院を余儀なくされるケースは決して少なくありません。厚生労働省の調査によれば、精神疾患を有する入院患者のうち、アルツハイマー型認知症は四万九千人（二〇一七年）で、二〇〇二年の一万九千人から右肩上がりで増加しています。

認知症の人を、本人の同意なく精神科病院に強制入院させ、向精神薬を投与する。場合によっては隔離や、時に死にまで至る身体拘束を行う……。こうした日本の実情は、脱施設化の進む世界の認知症ケアの潮流とは明らかに反しています。

現在の日本の認知症対策の国家戦略は、政府が二〇一五年に策定した「新オレンジプラン（認知症施策推進総合戦略）」。新オレンジプランによって、世界の認知症ケアの潮流から再度の方針転換を余儀なくされた背景には、ある団体からの猛烈な反発があります。日本精神科病院協会（日精協）です。彼らは認知症に関しても精神科医療が中核となって担っていくと主張しています。それがなぜなのか、私も山崎会長にインタビューして聞きました。

彼はこう言いました。「高齢化が進む中、認知症に伴うＢＰＳＤ（妄想・徘徊などの周辺症状）の患者は当然増えます。そのためには一定の病床数は維持しないと駄目だと思う。認知症のＢＰＳＤというのは精神科医でなくては治療できません」。

認知症は精神科医でないと診られない、我々が今後も診ていくとはっきり言っています。これが日精協の考えということです。

山崎さんに佐藤光展さんと一緒に、三時間のインタビューを行ったとき一番ショッキングだったことは、彼自身は患者たちは慣れない地域に出ていって生活するより、ずっと病院の中にいたほうが幸せなんだと言っていたことです。これは凄く違和感を覚えました。

「地域に出るということが、その患者さんにとって幸せだと思う？僕は患者さんにとって余計なお世話だと思う。精神科病院で気の合った仲間とおしゃべりして一緒に晩ご飯を食べる生活と、独居のアパートでコンビニの冷たい晩飯を一人でテレビ見ながら食べる生活とどっちが幸せだと思う？しかも長期入院で、社会生活の仕方もほとんどわからない人が地域に出て困惑するより、病院内の仲間と冗談言って、晩飯食べて、おやすみと寝て、病院に長期入院でいるほうが、僕は幸せな気がするけどな。僕ならそっちのほうがいいな」。この点にはもの凄く違和感を覚えました。私は絶対にイヤです……。

日本の精神医療の問題は、一人の悪い医者がいるとか、一人のかわいそうな患者がいるという個別事象のレベルの話ではありません。精神医療の取材では、本当にその医者がおかしいと言えるのか、当事者の言っていることが信用できるのかなどと言われがちです。確かに個々の問題に矮小化すると、つめきれないところが出てきます。

大切なのは、精神医療に関する日本の制度や仕組みがおかしいと指摘することです。強制入院に関しても、警察が容疑者に同じような身柄の拘束をしようと思ったら裁判所の令状が必要なのに、医療だということで第三者を介する過程をすっ飛ばせてしまう。警察や裁判所担当の事件記者たちから見ても異様に映るはずです。

我々のような門外漢の経済メディアが何ができるかといえば、あくまでこれを構造問題として提起することです。一人の悪い医者やかわいそうな患者がいるという情緒に流れると、様々な反論が予想されます。強制入院なども、精神科医療では普通の手続きに入っているとの常識に流されるとおかしさが見えてこない。外部の目が入らない、閉鎖された空間の中で、専門家のみで話しているとなかなか前進せず隘路にはまってしまい、見えてこないものがあると思います。

連載を終えて、改めて思うことは、日本の精神科医療に最も必要なのは、外部からの指摘を積極的に受け止め、対話し、自己変革へとつなげることのはずです。

その意味で、門外漢の最たるものである経済ジャーナリズムの当媒体が、問題提起に取り組む意義はあったと考えています。ぜひ我々のような門外漢の意見もざれごとと言わず、耳を傾けてもらえればと。そういう目で見れば（同業のメディアにも）本件に関心を持ってもらえると期待しています。

# 5 ゲリラ取材でしか見えない世界

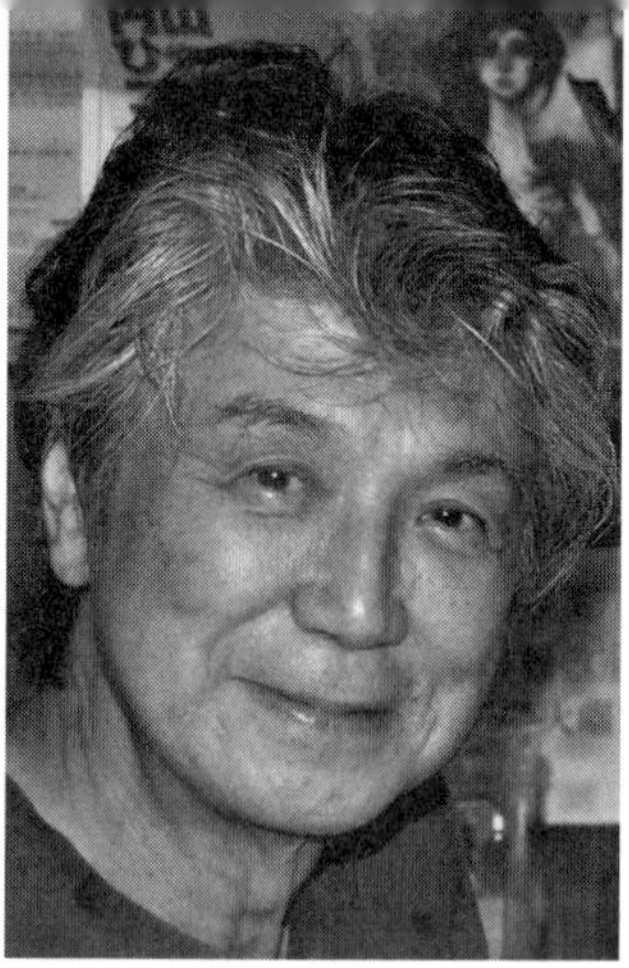


## 大熊 一夫（おおくま かずお）

ジャーナリスト


東京生まれ。東京大学教養学部教養学科（科学史・科学哲学）卒業。朝日新聞記者、週刊朝日副編集長、アエラ・スタッフライターを経て無所属のジャーナリストに。1998 年から大阪大学人間科学部教授。担当はソーシャルサービス論。日本の国立大学にはじめて出来た福祉系講座の初代教授。2002 年に定年退官。「日本の Matto の町を考える会」代表。1970 年に都内の私立精神病院にアルコール依存症を装って入院し、『ルポ・精神病棟』を朝日新聞に連載、鉄格子の内側の虐待を白日のもとに。2007 年フランコ・フランカ・バザーリア財団から第一回バザーリア賞を贈られる。

『ルポ・精神病棟』（朝日新聞社、30 万部で絶版、いま電子書籍加筆復刻版販売中）『新ルポ・精神病棟』（朝日新聞社、宇都宮病院入院者怪死事件を詳報）『精神病院を捨てたイタリア 捨てない日本』（岩波書店）『精神病院はいらない！』（現代書館）

今日の発言者の皆さんに比べると、ほぼ化石みたいな立場で出てきました。いま八十六才です。僕の年代より古い世代で、精神医療に関心のある人なら、恐らく一九六〇年代の精神病院がどんな悲惨なものだったか、そのド外れたひどさ、こわさ、を実感してもらえると思います。でも、僕より若い世代だと、あのひどさは想像できないのではないか、と心配しています。

## 精神病院に潜入してわかった！

まずは僕自身の精神保健の歴史をひとくさり述べます。新聞記者をしていた今から五十三年前、精神病院に潜入して「ルポ・精神病棟」を新聞に連載しました。それまでは精神科のことなんか、なーんにも知りませんでした。精神病院が我々の住む東京の足下にこれほど多数あるとは思いもよらなかったし、中にいる人がどういう皆さんかも、ほとんどわかっていませんでした。なんだかおっかない人たちがあそこに集まっているのではという、お粗末な思い込みしかありませんでした。そして、病院に入りました。ここからが私自身の精神保健史です。

入ってびっくりすることがいくつかありました。まず、我々は老いさらばえてアタマが極端に衰えると、精神病院の中の檻みたいなところに捨てられてしまう可能性があるのだと、知りました。これが最初のショックでした。また、入っている人は意外にもごく普通の人々ばかりというのもびっくりでした。あとで色々わかるのですが、精神疾患といっても、大変な症状にさいなまれるのは二週間くらいで、それが終わると、普通の人に戻ってしまうのです。でもそんなことも知らなかったので、入って、これは先入観と違うぞと思ったわけです。

一番最初、入れられたのが保護室という名の独房でした。(写真上) ストーブの向こう側に、扉が見えます。下の写真は、「不潔部屋」。病院が正式につけた表札にそう書いてありました。脳軟化症の人と知的障害者と言われる人が数人ずつ入れられていました。万年床で、すごい臭いを発していました。

先ほど畳の大部屋の話が出ましたが、僕が入ったときは二十人くらいが寝起きする柔道の道場みたいな広さの畳部屋でした。その病院は、特別ひどい病院ではありませんでした。当時「ひどい」と言われるのは、命の危険を感じるような病院でした。それに比べれば、殺される心配をするほどのものではありませんでした。当時、二年前くらいまでは、慶応大学の若い人が派遣されて当直などやっていたということでした。ただ、ちょっとレベルが低くなったのか、慶応大学が引き上げてしまったそうで、僕が入ったのはその後です。ランクとしては「中の下」なんて精神科医の間で言われていました。でも、聖路加の看護師さんたちの研修病院だというのは驚きでした。今もそうじゃないのかしら、もしかすると。

僕は、はじめはいち病院のことしかアタマになかったんですが、入院前に段々と知識をつけてきて、これは鍵と鉄格子に支配された刑務所に準ずる場所だな、日本社会の底辺の大問題だな、とは気づきま

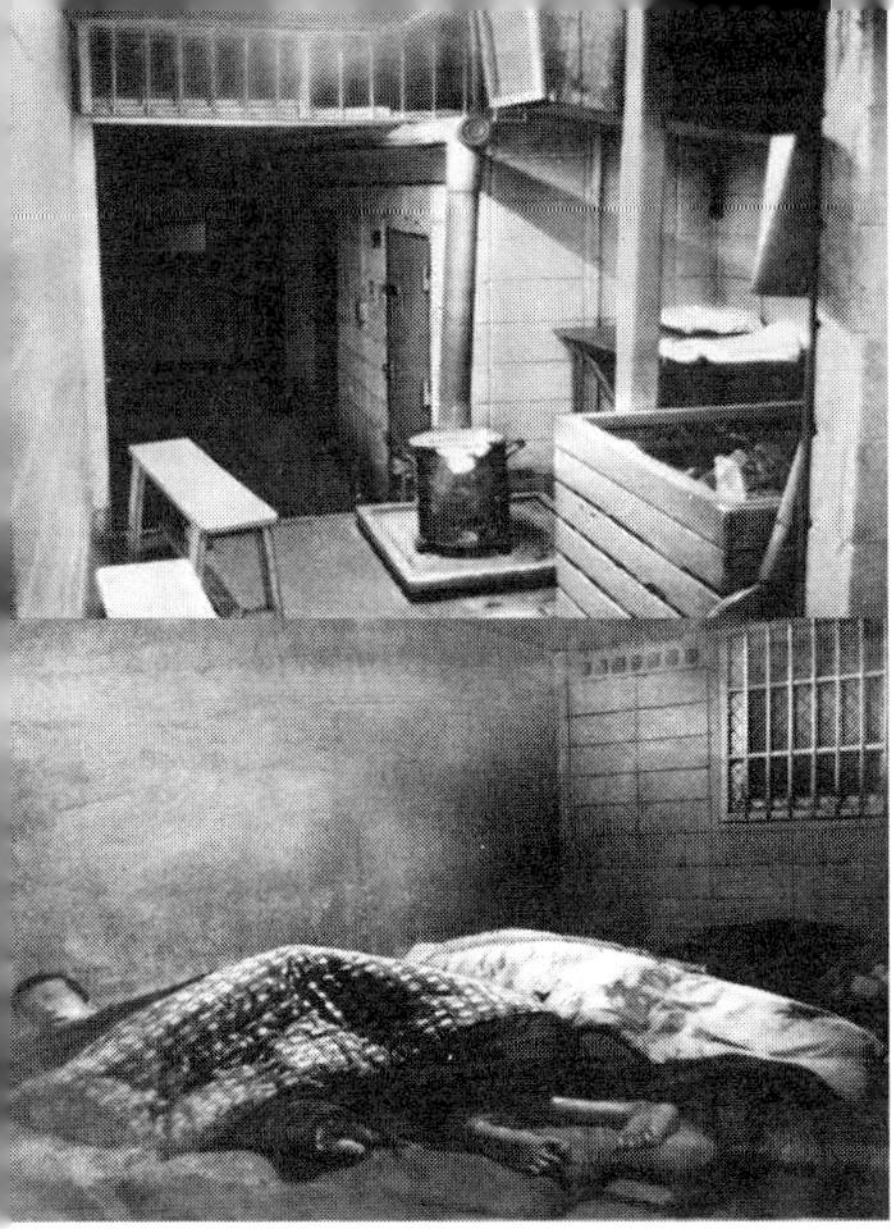

（上）保護室
（下）不潔部屋

した。

さて、それから半世紀以上も経って、滝山病院だの神出病院だのという地獄の病院が浮上しています。しかも、こんな誰が見てもまともな医療など行われていない病院が、つぶされずに我々の医療費を食んでいるのです。なぜでしょうか。物事の結果には原因があるはずです。原因とは何か。半世紀も経つと、僕もだんだんわかってきました。

そもそも、日本の精神病院は、「治して返す」という治療機関ではなかったのです。収容を本務とする場所だったのです。それは、国の厚生行政で最初から決められたことだったのです。

事の始まりは一九六〇年頃の、厚生省の「おふれ」です。精神科の医師は、他科の三分の一でよい。看護職は三分の二でよい。医師以外の人間も、精神病院のオーナーになれます。精神病院の院長は、精神科医でなくても構いません。病院は、どこに建てるのも自由です。土地の安いところに誰が建てても結構です。医療金融公庫の年利六分五厘・二十五年償還の低利融資制度（一九六〇年七月から始まる）を使ってください。

こんな嘘みたいな「おふれ」を、日本の厚生省は出したのです。その結果一九六一年から、粗悪な精神病院が一年に一万軒以上も増えだしたのです。六一年には「北関東医療刑務所」と石川文之進院長自身が吹聴する宇都宮病院ができました。六三年には、関西の粗暴病院として名高い安田病院（大和川病院）ができました。

その当時、日本医師会長だった武見太郎さんは、こんな収容型病院の乱造を皮肉ったのか心配したのか、「精神病院は牧畜業者」という有名な言葉を残しました。武見さんは水野肇さんという医学記者のインタビューにこたえて、こんな言葉も残しています。「放っておいてもちゃんとしていく医者が三分の一。指導者がしっかりしていると何とかやってくれる医者が三分の一。あとの残りの三分の一が箸にも棒にもかからない医者」。武見さんは、この最後の三分の一を「欲張り村の村長」と呼びました。

さて、その牧畜業者の大増殖を奨励したのが、厚生省なのです。かくして、この日本は、精神病院大国になりました。大収容をおいしいビジネスとして奨励してしまったのが、厚生省です。そして、厚生省が生み出した精神病院業界は、強い発言力を持つ団体に成長しました。先ほど紹介された、山崎學日本精神病院協会会長の傲岸不遜な発言は、僕には「厚生省なんかコワくない」という風に聞こえます。

めちゃくちゃな精神病院、つまり滝山病院や神出病院などの治療機関に値しないことがはっきりしている病院なんか、公的責任の下で廃院にしてごみ箱にうち捨てるしか道はないと僕は思います。なのに、国や東京都には「改善命令」などという甘っちょろい処置で済まそうという意図が見え見えです。

僕は最後に、「公的責任」を強調したいと思います。公的責任というのは、国や地方自治体が国民の

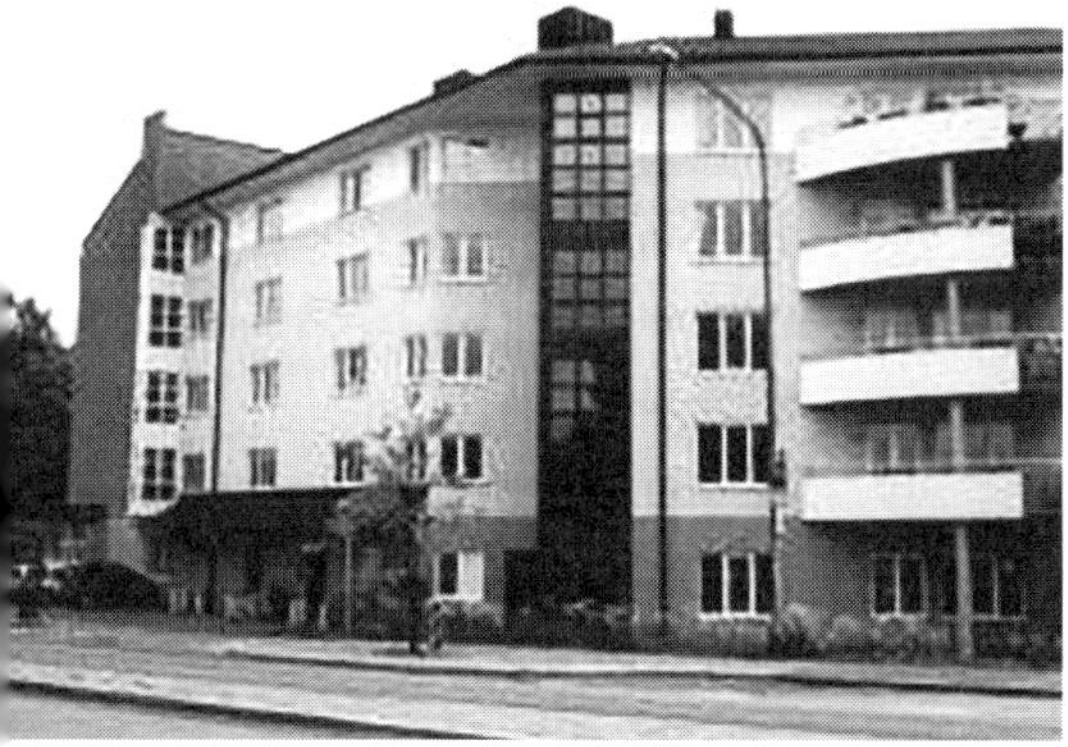

ポールヘムスゴーデン

精神保健ニーズに全責任を持つということです。

良い例を一つ出します。これは、大阪大学の教授だった時代、三菱財団の資金援助を受けて、大学院生三人を引き連れてスウェーデンに乗り込み、調査してきたものです。僕のホームページには載っていますが、書物としてはどこにも発表していないので、いわば特ダネです。

二〇世紀の終わりごろ、スウェーデンも景気が悪くて、介護型老人ホームの民営化がトレンドとなりました。一九九七年十月十三日の夜、スウェーデン国営テレビのドキュメンタリー番組で、老人施設での劣悪介護を疑わせる生々しい場面が映し出されました。舞台は、ストックホルム近郊のソルナ市に開設されたばかりの「ポールヘムスゴーデン」です。そこは介護の必要な高齢者のための施設、日本でいえば特別養護老人ホームです。ソルナ市が建物を建てて、デンマークの掃除会社ＩＳＳの子会社ＩＳＳケアに運営を委託しました。

テレビ取材の発端は、「ポールヘムスゴーデンの介護はひどい」という通報でした。スウェーデン国営放送のジャーナリストとカメラマンが施設に乗り込んで撮影し、若い介護職員サーラ・ヴェグナートにインタビューしました。サーラは、職場の現実を正直に話しました。この放送がもとで、他社の新聞記者たちも「ポールヘムスゴーデン」に殺到、高齢者介護問題は、俄然、スウェーデン国民の大関心事になりました。
ポールヘムスゴーデンは次のような問題点をはらんでいました。
・開設直前に施設長が病気で辞めて、職員を指導し采配を振るうリーダーがいなかった。
・入居者の介護コストとして、一人一日、五五〇クローネ（約七千円）で落札した。スウェーデンで認知症高齢者を預かる施設の介護コストの相場は一一〇〇～一二〇〇クローネと言われるから、極めて安く請け負ったことになる。
・開設が一九九七年九月一日。十日後には八十四床（室）を満杯にした。つまり、急激に要介護高齢者を詰め込んだ。
・床ずれ防止用マットの購入も惜しんだ。身体の不自由な高齢者を持ち上げるリフトもなかった。
・介護現場の各フロアーで、食事の一部を介護職員に作らせた。
・職員たちはＳＯＳを発したが、会社もソルナ市も「そのうちよくなるよ」と言うだけだった。
スウェーデンはデンマークと並んで、世界に冠たる高齢者福祉の仕組みをつくりあげたはずです。六〇年、七〇年代は黄金時代でした。しかし九〇年代になると、要介護認知症高齢者の急増にバブル経済の崩壊が重なった。国や自治体の緊縮財政は、高齢者福祉のサービス低下を招いた。福祉の民間委託も進んだ。ソルナ市の老人ホーム「ポールヘムスゴーデン」を舞台にした介護スキャンダルは、そんな状況下で起きたのです。

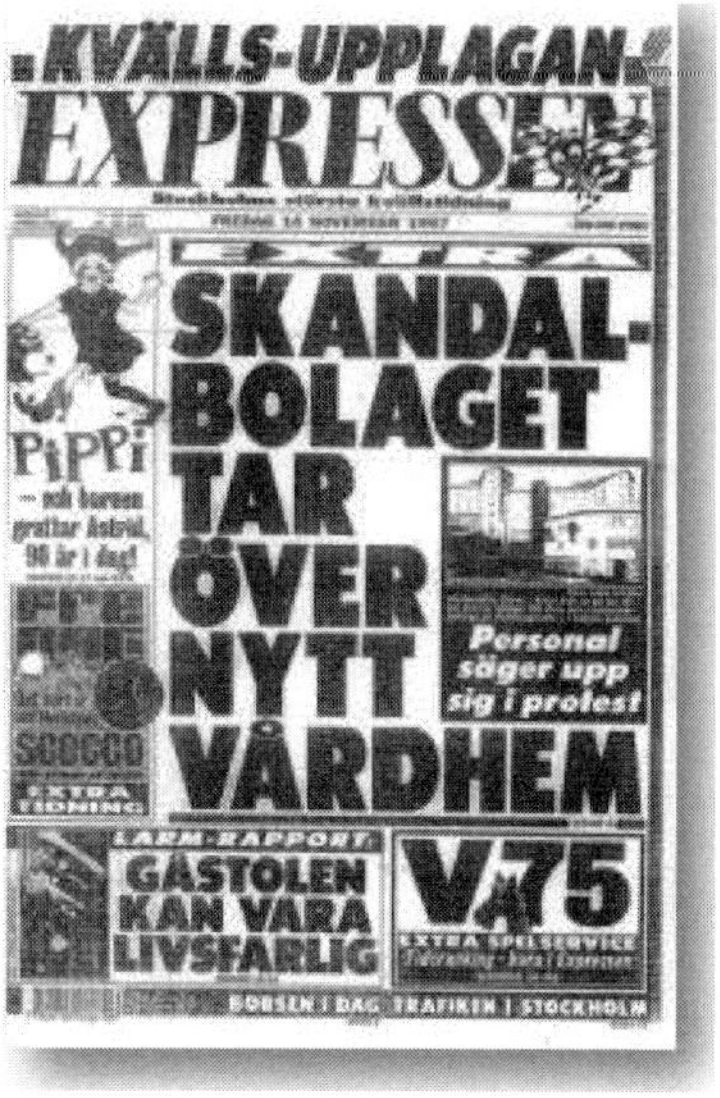
KVÄLLS-UPPLAGAN
EXPRESSEN
EXTRA
SKANDAL-BOLAGET TAR ÖVER NYTT VÅRDHEM
PiPPi
Personal säger upp sig i protest
LARM-RAPPORT:
GASTOLEN KAN VARA LIVSFARLIG
V75
BÖRSEN I DAG TRAFIKEN I STOCKHOLM
事件を最も克明に報道した
エクスプレッセン紙

予算節約に必死のソルナ市は、ＩＳＳという大手企業に、新設老人ホームの運営を委託しました。契約した介護コストは破格の安さでした。劣悪介護の本当の根っこは、おそらくここにあるのでしょう。事件が起きたときのソルナ市は社民党政権です。社民党は本来、民間委託が嫌いな政党のはず。その社民党市政権が民間委託の道を選んで出費を抑えた。スウェーデン財政は、そこまで深刻だったのです。

しかし、名誉のためにはっきりさせておかなければならないことがある。スウェーデンの劣悪介護と日本の劣悪介護では、『劣悪』の程度がまったく違うのです。日本で介護施設における虐待といえば、筆頭は『縛ったり閉じ込めたり』ですが、スウェーデンの介護施設でそんな暴力介護事件が起きれば間違いなく警察沙汰です。ポールヘムスゴーデンで槍玉にあげられたのは一件の『床ずれ』です。床ずれが劣悪介護の象徴とされたのです。

日本では床ずれなどいっぱいありすぎて、ニュースにもなりません。ですがスウェーデンでは、それが内部告発によってテレビで大々的に報道され、国を揺るがす事件に発展しました。半年後には、内部告発を奨励する法律までできました。それは告発者の名前をとってサーラ法と呼ばれます。柱は二つ。「社会サービスの質の保持」と「ケアに従事する職員の内部告発義務」です。

質の保持は、社会サービス法第七条ａに次のように記されました。「社会サービスは良質でなければならない。社会福祉委員会の業務を行うために、適切な教育および経験を持った職員がいなければならない。業務におけるクオリティーは系統的かつ継続的に発展及び保証されなければならない……」

告発義務は、同第七十一条ａにこう記されています。「高齢者及び障害者ケアに従事している者は、これらの人が良いケアを受けて安心して暮らせるよう努めなければならない。ケアにおける重大な問題について気が付いた、あるいは知った者は、これを社会福祉委員会に報告しなければならない。もしこれがすぐ解決できなければ、委員会はこれを監督機関に報告しなければならない……」（以上ストックホルム在住　奥村芳孝氏訳）

自治体は良質な社会サービスを保持しなければいけないし、そのためには良質な職員を確保しなければならない、と第七条はうたうのです。そして、もしサービスに重大な問題を知った職員は、これを必ず市の執行機関に報告しなければならない、と第七十一条で定め、ザルの目をふさいだのです。

因みにスウェーデンの医療の世界では、僕が生まれる以前の一九三六年に、医療サービスの質の保持と、不祥事を知った職員の報告義務を盛り込んだ「マリア法」という名の法律が制定されています。医療で行われていた質のチェックの仕組みが、介護の世界に波及したのです。国や自治体が「公的責任を果たす」とは、以上のようなことをいうのです。

では、日本国や日本の自治体は公的責任を果たしているでしょうか。まったく果たしてはおりませんね。ソルナ市は、デンマークの掃除会社との契約を破棄しました。日本の精神病院に置き換えて言うなら、「廃院宣告」です。それでこそ、国民に対して公的責任を果たしたことになるのです。

厚生労働省は、精神病院や勤務医に対し、保険医療機関の取り消し、保険医の取り消し、の処分をすることができます。埼玉県にあった朝倉病院は二〇〇一年に保険医療機関の取り消し処分を受けて廃院になりました。朝倉重延院長は、保険医を取り消された。ところが、医師の処分は五年間という悪しき慣行があり、普通は再申請すれば復活できる。朝倉はそれで生き返って、滝山病院の院長になった。こんなことが許されるなら、改革は絶望！

精神病院に代わる地域精神保健サービスを日本に根付かせるためにやるべきことは、まず滝山病院や神出病院を廃院にすること。監獄病院の存在を許しながら、地域精神保健サービスを充実させるのは財政的に不可能だ。監獄病院といえども、社会的経費が掛かる。

国賠訴訟原告の伊藤時男さんは、福島原発の近くにある精神病院に四十年も入れられていた。彼は原発事故のおかげで解放された。彼の四十年間の入院費は、時価総額でざっと一億五千万円。滝山も神出も入院費をちゃっかりとっている。

こんな病院に厖大な医療費を支払うようでは、地域精神保健サービスにまわすカネはない。

滝山病院を葬れないようでは、日本の精神保健に未来はありません。

# クロストークB

大熊　佐藤
青山　持丸
風間　木原

木原——今回のクロストークBで皆さんに「闇を生み出す構造、改革への道」についてお聞きしたいと思っています。改革への道にどうやったら一歩を進められるか、最後に質問させていただこうと思っていますので、それを頭に入れていただいて、クロストークを始めたいと思います。

さて、大熊さんが言われたように、盛大な収容ビジネスが生み出されてきているとのことでしたが、大熊さんが当時書かれた記事と、青山さんや持丸さんが伝えた映像は、半世紀経っているのにリンクするところも多い、今も変わっていないのかなとも思いました。

この構造的な問題……。病院も民間なので、経営していかなければならない一面はありますが、風穴を空けるとしたら、どういうところからメスを入れるべきか。皆さん、取材を通して思うことはありますでしょうか？岩盤のような構造的な問題を打ち破るときに、どこから手をつけるべきでしょうか？まずは、大熊さん、いかがでしょうか。

**大熊**――精神保健分野で何をやればいいかわからないということはないのです。やるべきことは世界共通です。単純に言えば、精神科病院という収容所に代わる地域保健サービス網をつくればいいのです。

極端にきちんと築いたのが、単科の精神科病院を全廃して地域システムで支えることにしたイタリアです。その中心地がトリエステです。世界を眺めれば、こうしたモデルはあるわけです。WHOもトリエステのことは、世界の精神保健のビーコンだと言ってます。ビーコンとはつまり、航空標識です。こうやるのが一番ですよ、精神科病院なんてやめなさい、別の良いやり方がありますよ、と言っているのです。

すごいお金をかけているわけでもありません。日本よりお金をかけていないと思うくらいです。日本が経済的にできないわけではありません。そこまで話がきているのですから、あとはどうやったらそういうふうにやれるか。木原さんは山崎会長に言われましたよね、地域で見守る、あんたできるの？と。木原さんがやるわけではない。

**木原**――私自身、いつもこの話をすると民と民の戦いというか、国が出てこない。政策決定者が隠れているなと感じたりします。地域移行するにも、診療報酬を大胆に変えていくのもいいと思いますが、構造を打破するために妙案はありますか。

大熊――まずは、単科の精神科病院をつぶすこと、すべてはそこからです。入院者の自由を奪うことが精神保健福祉法という法律で決められた、あんな牢屋型施設とはオサラバして、何度も言いますが、地域精神保健サービス網というものをつくればいいのです。世界には、それをやっているモデルもあるのですから。

風間――木原さんと同じような山崎さんのインタビューの続きで、あの続きがさらに私のときあって、グループホーム一つ建てられないでしょと。建てようとすると地域が困る。山奥の病院そのままにしておいてくれと。地域が拒否するから我々が代わりにみてあげている、この理屈です。

同時にすごく気になったのは、基礎自治体になるほど精神科病院と近い、宇都宮市は報徳会宇都宮病院を便利使いしているため徹底して守っています。実際、地域の医師会の先生が告発したが、結局、その先生を市の関連の役職からすべて排除するという暴挙にでました。自分の隣にグループホームを作られたら困ると。ここをどう乗り越えるか考えないと、いつまでたっても山崎会長的な精神医療を乗り越えられない。

木原――今の話、「Not In My Backyard」自分たちの裏庭には来ないでというＮＩＭＢＹ（ニンビー）話につながっていきますね。佐藤さん、どうですか？構造的問題を打破するために。

佐藤――言いたいことは沢山ありますが、ちょっと違う角度から、医療記者の視点で話しますね。この問題の根本には「精神疾患、特に統合失調症は深刻な病気」という決めつけがあります。だから、「深刻な病人を助けてやらないといけない」という理屈で、強制入院も、民間移送業者による拉致も、本来は憲法違反級の人権侵害が許されてしまいます。

でも、みんながみんな、本当に深刻な状態なのでしょうか。そんなに深刻な病気ならば、なぜオープンダイアローグで話を聞くだけで急性期の統合失調症が治るのか。薬を無理やり使わなくても劇的によくなる人が多数いることをどう説明するのでしょうか。

本当は、症状が一過性で収まる人が多数含まれているのです。それなのに、薬を飲まないと大変なことになると言って、生涯服薬を押しつけてくる。その結果、本来の症状よりも薬の副作用で大変なことになっている人が多数います。

道端で心臓発作を起こして倒れている人がいたら、放置したら死んでしまうので、本人の意思確認ができなくても病院に〃強制的に〃搬送します。精神疾患の人に対しても、そういう感覚で病院に強制的に送るのですが、それほど重篤な人が多数いるとはとても思えないのです。精神医療を通常の医療と同じに考えてはいけません。そうした知識を、もっとみんなで共有することが大変重要だと思います。医者の言うことを絶対視するのではなく、ストレスをもっと少なくできるようにみんなで考えるとか、そういうつながりをつくることが大事だと思います。

精神医療を全否定しているわけではありません。同じ人間として患者と向き合ってくれる医師もいます。そういう医師を応援することも必要です。そして、おかしな精神医療やおかしな医者を生み出しているのはこの社会だということを、私たちはもっと自覚しないといけないと思います。

**木原**――精神医療の闇、その闇をさらなる漆黒の闇にしているのは、まさに社会側にあるのかもしれません。青山さんや持丸さん、病院取材を続けられていて社会側を変えていくために必要なことや伝えなければならないことはどういうところにあると感じていらっしゃいますか。見えない偏見、無意識的な差別に抗うために、そういった内なる偏見をなくすために、どうしていったらいいのでしょう。

**持丸**――偏見や差別をなくしていくためには、教育とメディアの役割はすごく大事だと思っています。メディアということで言えば、発信している側の意識をまずは変えていく必要があると思っています。

「社会の側」という言葉には、私たちマスメディアの人間ももちろん含まれていると思います。伝える側が「よくわからない」、「なんとなく怖い」、「一部の人たちの話でしょ」、というバイアスを持っているうちは、報道で取り上げるのは精神疾患のある人が殺人などの重大事件を起こすなど、何か事件が起きたときのみに止まり、さらに世間に誤った印象を与えてしまうようなことが起きかねないと思います。ですので、日々のニュースや番組制作に携わる中で、精神疾患や精神医療の問題に関心をもって取り組むことが大事だなと思っています。

青山――行政の監査や指導などの仕組みを改めて整える必要があると思っています。新型コロナのクラスターが発生した病院で、南京錠をかけて陽性患者を監禁していたときも、その状況を都の職員が見ているにもかかわらず、その場で指導せず、後日指導したと。ではどんな指導をしたか東京都に問い合わせると、内容は明かせないと。理由は「病院運営に支障がでる可能性があるため」ということでした。

虐待事件が発覚した神出病院では、第三者委員会の報告書で、虐待だけでなく看護師の配置の偽装といった診療報酬の不正など、通常なら重大な処分となる違反の〝告発〟がなされていたにもかかわらず、行政が重い処分を下すことはありませんでした。改めて県に取材すると「業務停止などは考えていない」いう回答でした。

さきほど報徳会宇都宮病院の話も出ていましたが、患者が暴行されて亡くなったという事件があっても病院は存続している。一般病院で起きれば病院がつぶれる事態になるような大問題が、精神科なら問題なしと済まされてしまう面があると感じます。

もう一つは、金の流れを変えること。精神科の病院経営は、患者を長期入院させやすい仕組みになっています。長く入院させるほど、病院の利益が増える側面があるからです。こうした状況を変えていくには、きちんとした取り組みを行う病院が評価され、ひどいところが是正される仕組みをつくることが大事だと思っています。現状は、最低限のガバナンスすら効いていないのではないかと危惧しています。

木原――民間病院に対して、今回の滝山病院も都から指導が入っていますが、どこまでチェックし続けられるかなとは思います。カネの流れをどうするのかというお話、政治資金の収支報告書を見てもかなりの額が精神医療分野にも流れている状況になっています。風間さんはそのあたりどうですか？

風間――色々取材して、それはそれなりに日精協はばらまいており、また同時に山崎さんの暴言を吐いても許されるようなキャラ立ちもあるかもしれません。ただ、それ以上に大きいのが、我々の意識だと思います。彼ら、精神科病院を便利使いしている我々の社会の側の問題もある。実はカネの流れ、我々も取材を色々としましたが、なんかそうじゃない、そこが本質ではないというのが私の考えです。

社会の側は、今我々が挙げたような病院は悪いと思うが、それらは一部、こういう悪いところばかりでなく、良い病院や医者もいるのではないか。問題があるのは一部の病院だけなのではないか、そこを改善すればよいのではないかと思っている。

ただそうではないんです。例えば私が薄ら寒くなったのが医療保護入院です。親権をとりたいとか財産目当ての悪意ある家族がうまく取り繕って医者を取り込むみたいな形で実際に悪用されています。一人の指定医の診断と一人の家族などの同意があれば、どんな人間でも一時的には強制入院させることができる。とんでもない恐ろしい制度です。強制入院制度を知らなかった人間からすると本当に恐ろしい。世の中の人も知らないと思います。

この悪意を持った人間による濫用の恐ろしさも強く訴えなければと感じています。

木原——刑事司法だと逮捕されたりすると、すぐ弁護士が飛んでくるシステムが作られていますが、どうして精神科病院だと拘束されてもそういうシステムがないのかも疑問の一つですね。もっと大げさに言っていかないと駄目なのかなと聞きながら思っていました。

ではは最後に、こうやって色々と話してきたわけですが、改革への道にもつなげていく必要があるかと思います。最後に皆さんに、これから改革していくためにどうしたらいいでしょうか、一言ずつお願いします。最初の順番で、青山さん、いいですか。

青山——最初に精神科病院へ取材にいったときに出会った患者さんたちですが、この人たちがなぜ長期入院しているのかまったくわかりませんでした。こちらが名乗って取材しようとすると「俺なんかの話を聞いてくれるのか？」と皆さんおっしゃる。これまで誰からも相手にされてこなかったのだと感じました。人生の大半、何十年も人間扱いされていなかった人がたくさんいるのだということを考えなくてはいけない。そのことを多くの人が認識することがスタート地点になるのだと思います。

持丸――精神医療の取材をしていると、当事者も支援者も、医療者も、メディアも、関わっている人たちは皆、今の制度や構造に問題があることには気づいているけれど、立場や役回りの違いの中で上手く連携するのが難しくなっている状況があるように感じます。

ある精神科病院の医療者の方が話してくださったことなのですが、ご自身の病棟で、自殺企図があって何年も保護室にいた患者さんがいて、その人が保護室のなかで自殺を図ったそうです。その後、別の医療機関へ搬送されて一命はとりとめたものの、回復して元の精神科病院に戻されたあと、暴れて再び保護室に戻されたそうです。

教えてくれた医療者は、「自分たちの医療は本当に患者さんのためになっているのだろうか」と悩んでいました。現場で働く人たちは、現行の仕組みに対して矛盾を感じていても、抗うことが難しい状況があるのだと思います。メディアの立場から、当事者の声はもちろんのこと、立場や役回りに関係なく、思いのある人たちの声をきちんと届けることができればと思っています。

佐藤――十年くらい前、読売新聞の連載をまとめたもので、『精神医療ダークサイド』（講談社）という本を出しました。ぞっとする内容が多いのですが。十年たちここ何年か改革への道はないのかと考えてきました。現在、続編として著名な精神科医に多数登場してもらい、改革への道をまとめた本を執筆中で、違った切り口での正に改革への道なのでそちらをお読みください。宣伝ですが。

（『心の病気はどう治す？』講談社）

風間――佐藤さんの新書を楽しみにしています。そうですね、可視化というか実態を知らせること。我々、メディアの皆さん、共通していると思いますが、精神医療の記事を出すとものすごい反発が社内外からあります。本当は精神疾患のある人の言葉にすっかり騙されてるんじゃないのとか、すごい闘いがあると思います。それでもおかしな事象を一個一個可視化して、日本の精神医療の異常な実態を世の中に知らせていくしかないと考えています。

大熊――まず日本の精神保健の支配構造を考えてほしい。誰がこの世界を支配しているか。日本精神科病院協会のボス山崎學さんですよね。でも、日本の精神保健システムは、このボスの言いなりになっている限り精神科病院中心主義のまんまです。地域精神保健の時代になったなんて言う人がいっぱいいますが、嘘ですよ。こんなことで本当にいいのですか、と日本国民に聞きたいですね。

では何が必要か。一九六三年にケネディ大統領は、「今まで我々の収容のやり方は大間違いだった。そこにいる彼らは死ぬことでしか脱出できなかった。これからは時代が違うのだ。地域精神保健の時代なのだ」といったことを一般教書演説で述べています。今から六十年も前のことなんですよ。大統領、つまり国のトップが決断したところが見所です。でもその年、彼は暗殺されてこの話はぽしゃってしまった。しかし、あの演説は生きていると思います。

木原――ありがとうございます。とても有意義な時間でした。病院の関係者の方もいるかもしれませんが、私たちから取材依頼があればぜひ受けてください。改革の一歩になるかと思います。

# 第2部

# 精神病院のある国、ない国

# 3章

## 【鼎談】原発事故があって助かった

時男さん六十歳の青春

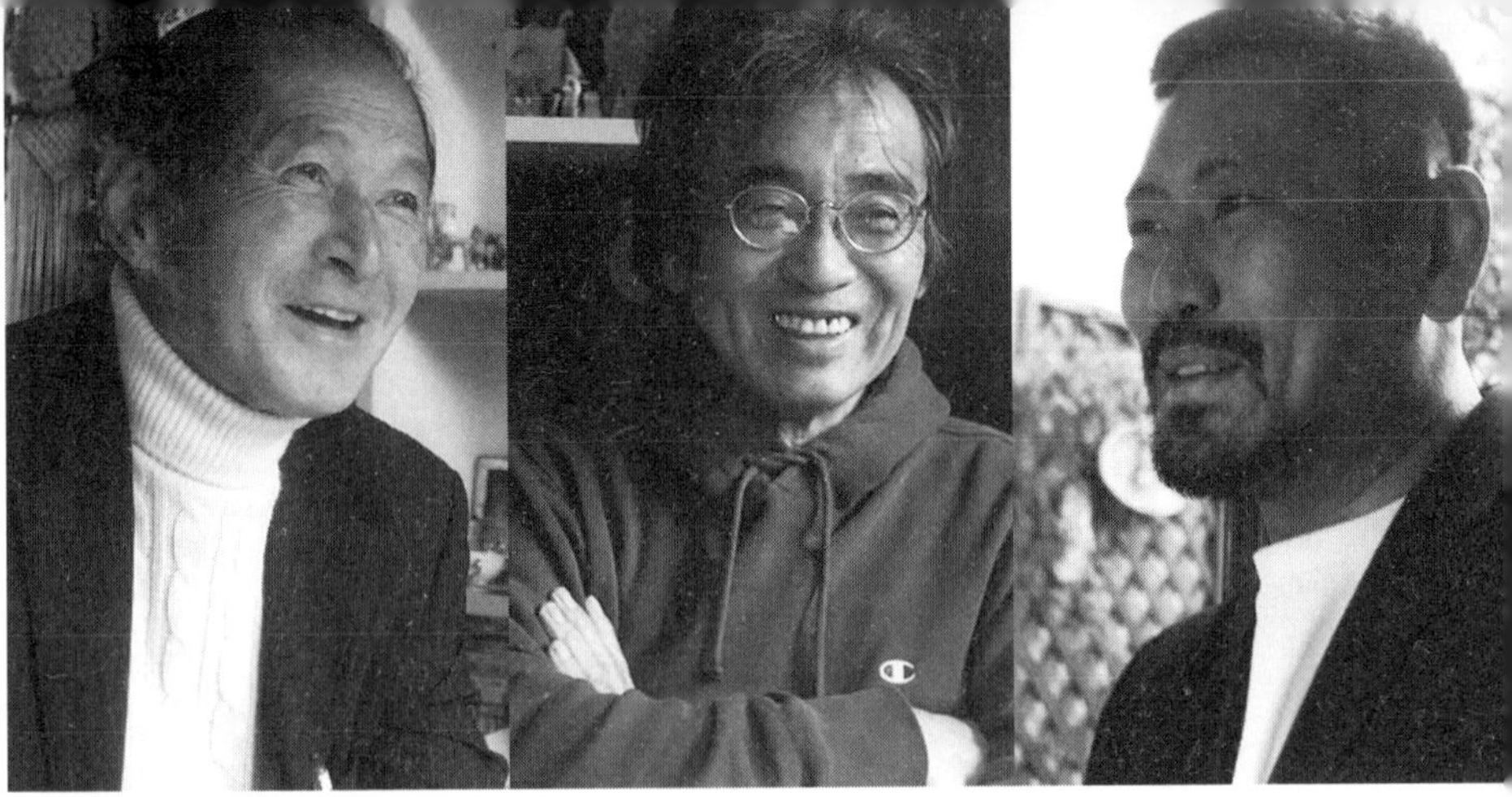

## 伊藤 時男

（いとう ときお）

当事者

1951年、宮城県仙台市生まれ。16歳で統合失調症を発症し、都内の精神科病院に収容される。脱走劇と入退院を繰り返し、1973年、22歳のときに福島県の精神科病院に強制転院。以来、一度も退院することなく、2011年3月、原発事故によって廃院になるまで、38年もの継続入院を余儀なくされた。入院期間はトータル45年にもなる。2012年秋、避難先の茨城県の精神科病院を退院し、群馬県太田市のグループホームで地域生活の第一歩を踏む。2014年11月にアパートでの一人暮らしに移行。現在はピアサポーターとして活動するかたわら、日本の精神科医療政策の不作為を問う精神医療国家賠償請求訴訟の原告を務める。

## 織田 淳太郎

（おだ じゅんたろう）

ルポライター

北海道室蘭市出身。スポーツノンフィクション分野を主戦場としてきたが、2008年3月、伊藤時男さんとの出会いをきっかけに精神医療に関連した書籍も刊行するようになった。長期入院問題を扱った作品に「精神医療に葬られた人びと　潜入ルポ　社会的入院」（光文社）、「なぜ日本は、精神科病院の数が世界一なのか」（宝島社）などがある。

## 鹿島 真人

（かしま まさと）

NHKディレクター

東京都練馬区出身、NHKディレクター。時男さんとの出会いをもとに、2014年にハートネットTV「60歳からの青春　精神科病院40年をへて」、クローズアップ現代「精神科病床が住居に？長期入院は減らせるか」を制作。そのほか、ETV特集、NHKスペシャル、映像の世紀バタフライエフェクトなどを担当。

# 四十年間精神科病院で暮らした、伊藤時男さん

## 四十年間の入院生活の始まり

伊藤時男（以下時男）——最初に病院に入ったのは、十六歳のとき、川崎のレストランで働いていた頃だな。仕事終わってスナック行ってビール飲んで、店を三つぐらいはしごしたんだ。それでヘベレケになって帰って来てさ。デタラメな歌とか歌ったりなんかしてはしゃいでたら、周りのウエイトレスが「あっ、時男ちゃん、おかしくなった」って。

川崎の店は、俺のオヤジの弟がマネージャーをやってたんだけど、その叔父の連絡を受けて、オヤジが福島から駆けつけてきたんだね。それで、オヤジが俺を連れて病院巡りしたの。二軒目ぐらいまでは、なんとも言われなかったんだよ。三軒目の問診で、「今どんな気分ですか?」って言われて、つい「酒に酔っぱらったようないい気分です」って答えたの。そしたら、「アルコール中毒（依存）」って診断名をつけられちゃった。

それからというもの、俺ずっとアルコール中毒者みたいに扱われていた。最後の病院に入るまで、「アルコール中毒」みたいな診断名がつけられていたからね。申し送りで、そうなっちゃったんだろうけど。

織田淳太郎（以下織田）――震災後、時男さんは茨城県の病院に流れ着いたけど、その病院の主治医も引き継がれたカルテに「アルコール」の文字が入っていたことに呆れてましたね。アルコール性の統合失調症のようなことが書かれていたというんです。でも時男さんは一〇〇％、アルコール依存症なんかじゃないです。元々下戸の体質だし、アルコールを飲んだと言っても、それはいまから六十年近くも前の話ですよ。入院中はもちろん、病院を出てからも、アルコールは一滴だって飲んでいない。実際、何度か一緒に居酒屋に入ったけど、時男さん、アルコールは一滴も飲まなかった。「飲みたくない」って言うから、僕ばっかり飲んでね（笑）。

いい加減な診断だなぁと思いますよ。でも、アルコール依存症にされちゃったんだから、抗酒剤とかも飲まされたんでしょ？

時男――抗酒剤かどうかわからないけど、最初に十六歳で入院したときなんか、医者が色々試すんだよね、この薬飲ませればどうなるかとかって。それで、強い薬飲ませられて、ひどい副作用が出たな。目の玉が引っ張られて白目向いちゃってさ。おまけに、喉がカラカラに乾いてひっついちゃって、呂律も回んなくなっちゃった。病状が治まるどころか、かえっておかしくなった。それからだな、べらべら妄想じみたことを喋るようになったのは。

鹿島真人（以下鹿島）――どんな妄想だったんですか？

時男――当時は、天皇と親戚だなんて思い込んでいたんだ。なぜ天皇と親戚かって言ったら、弟が令

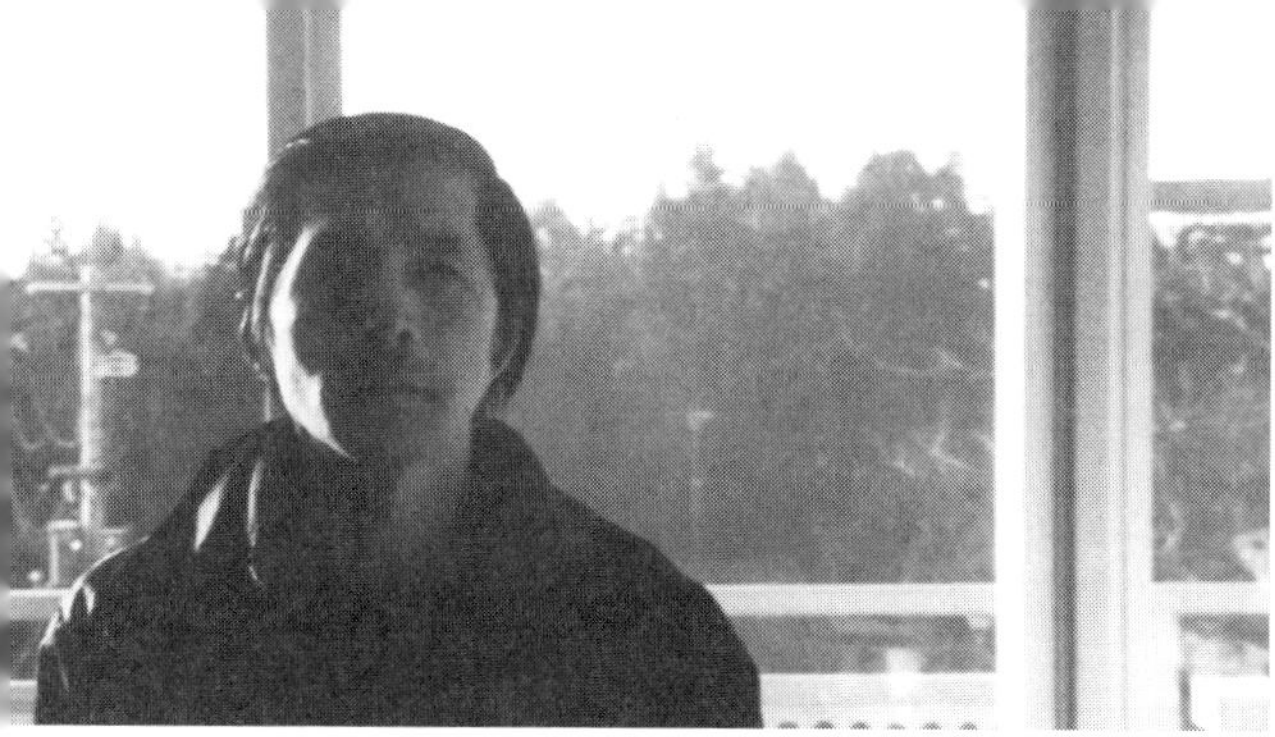

入院中の時男さん

和天皇に顔がそっくりなんだ。笑顔なんかまるでうり二つ。それで、あれ、もしかしたら俺、天皇と親戚じゃないのかな、なんて考えちゃってね。それを口走って、周りの患者に「俺は天皇と親戚なんだ」なんてべらべら喋ったりした。オヤジは小さな配管工事の会社を経営してたけど、誰彼かまわず「うちの会社に入ったら一億円やるぞ」なんてことも言っていたな。

今思うと、誇大妄想とか関連妄想とかが、ホントひどかったよ。そりゃ、周りからは「おかしい、おかしい」って言われたよ。それで統合失調症ということになったんだと思う。その頃は妄想がひどくて、たしかに病的だったたからね。

## 織田さんとの出会い

織田——僕が病院に入るいきさつ。これも精神医療の闇って言えば、闇みたいなものなんですが、バセドー病になったことがきっかけなんですよ。手が震えたり、頻脈になったりする甲状腺機能の亢進症ですね。でも、最初は原因も病名もわからなかった。うつの既往歴があったので、とりあえず知り合いの精神科医に相談しました。そしたら「お前、それうつだ」って。精神科クリニックを紹介してもらって、何カ所かで受診したんだけど、どこに行っても、「うつだ、うつだ」と言われる。血液検査さえしてくれないんですよ。

抗うつ薬や精神安定剤ばかり処方されましたが、どうも薬物に抵抗があってね。あるクリニックでは、『ＳＳＲＩ』っていう抗うつ薬だけはやめてください」ってお願いしたんです。これは副作用が少ないことをウリにした一九九九年に認可された抗うつ薬ですが、とんでもない話で、処方を間違えたら大変なことになる。衝動的になって希死念慮を誘発する副作用がのちに明らかになったんです。実際、自殺者が多発したことで、社会問題にもなりました。

僕にしても自分がうつだとは感じていなかったし、仮にうつだったとしても、このＳＳＲＩだけは服用したくなかった。ところが、そのクリニックで処方された薬を見ると、それ、ジェイゾロフトという薬名のＳＳＲＩだったんですよ。患者をバカにしてるなって思いましたね。薬はそのまま全部捨ててしまいました。

時男――ひでぇ話だな。俺もいい加減な薬ばかり飲まされたんだろうな。

織田――それで、知人の精神科医に、「どの精神科クリニックに行っても原因がよくわからないし、抗うつ薬を飲んでも良くならない」って言ったら、「じゃあ、うちに入らないか」って。それが、時男さんの入院している病院だったんです。同じ頃、女房に「内科系の病院で診てもらったら？」と言われ、近所の総合病院の内科を受診しました。血液検査の結果、判明したのがバセドー病だったんです。これで、精神科病院に入る理由がなくなった。知人の精神科医にもその旨を伝えました。

そのとき、「でも、休息のつもりで、とりあえずうちで休めよ」って入院を勧められたんです。その精神科医は以前、「入院したら自分がいかにまともか、よくわかるぞ」なんて口走ったこともあった。表向きは良識的な精神科医を演じていたけど、心のどこかでは患者をバカにしている。それは、ずっと感じていましたね。

時男――たしかに患者は人間扱いされてなかったな。東京の病院に入っていたときなんか、豚小屋みたいなところにみんな押し込められてさ。部屋は糞尿だらけだし、自分のウンコを体とか壁とかに塗っていた患者もいた。食事のあと、ご飯のドンブリにオシッコして、それをお茶代わりに飲む患者もいたよ。それなのに、医者とか看護師は平気な顔して眺めてるんだ。福島の病院はそこまでひどくなかったけどね。

織田――で、僕が入院を勧められた病院、そこ、長期入院者が多いということは、ちらっと聞いていたんです。どれほどひどい症状の人が入ってんのかなと、少し興味をそそられてね。ちょっと内実見てみようかなっていう感じで入院したんです。そこに時男さんがいた。同部屋の真向かい同士です。しかも、入院したのが、二〇〇八年の三月十一日。大震災のちょうど三年前のことです。今思えば、偶然じゃなかったんですね。運命的なものを感じます。

時男――有名な作家が病院に入ってくるって聞いて、どんな人かなと思ってたら、まさか俺の部屋に入ってくると思わなかった。織田さんに会わなかったら、俺の人生、変わんなかったよ。

織田――別に有名なんかじゃないよ（笑）。ただ、この入院経験が精神医療の闇の構造を調べるきっかけになったことは事実でした。時男さんもそれこそ毎日、自分の人生を詳細に語ってくれたし。

## 普通の人が入院していた精神科病院

鹿島――精神科病院というと、どうしても鬱蒼とした林に囲まれたような、閉ざされた暗鬱なイメージをもつ人が多いと思います。歴史をさかのぼれば、一九六〇年代に国が主導として、私立の精神科病院が数多く設立されました。精神科病院をたくさん建てて、どこか危険とされた人を収容して、隔離するという政策だったんです。特に一九六四年に「ライシャワー事件」があって、精神障害者が「野放し」になっているという報道が広がったことでより隔離収容政策は加速していった。そういった負のイメージを払拭しようと、二〇〇六年には「精神病院」という名称を「精神科病院」と呼ぶように公的な文書などでの名称変更がありましたが、根本的なスティグマは改善されていません。でも、実際には、病院の雰囲気や入院している患者さんたちを目にすると、穏やかな人たちが多いですよね。

織田――僕もどんな症状の重い人が入院しているのだろうと思っていました。でも、実際に病院に入ったら普通の人ばっかり。時男さんのような人ばっかりだったんですよ。「もう二十年、三十年入ってます」って、みんな言いに来る。一九六四年の東京五輪開催の年に入院して以来、半世紀近くもこの病院

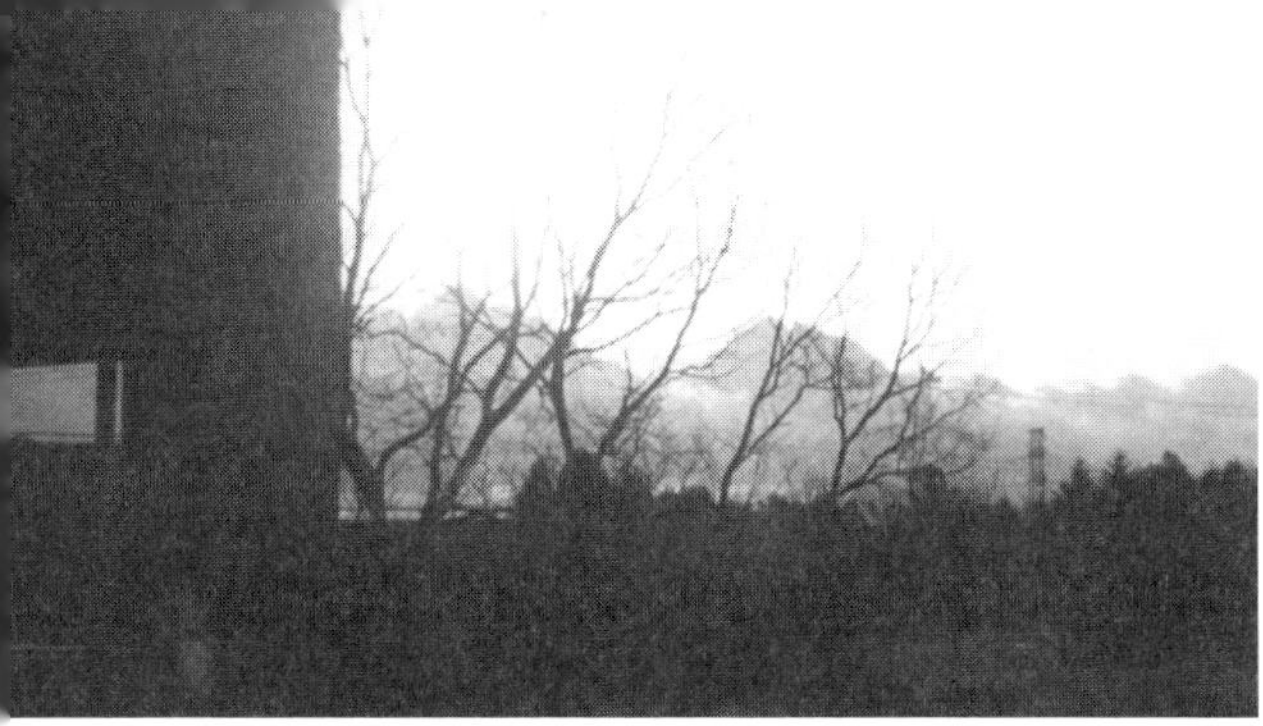

病室からの夕日（時男さん撮影）

に留まっている人もいたけど、そのほとんどにどう見ても異常な部分は見えない。逆にそのことが妙に怖かったですね。普通の人がなんでここに何十年もいるのか。そう考えるだけで、背筋が凍るほどゾッとした。自分がもし同じ立場だったら、どんな気持ちになるだろうって、そんなことばかり考えていました。

当時は、「社会的入院」という言葉を知りませんでした。長期入院問題の実態も知らなかったし、入院して最初に入院者に感じた印象は、今から思えば、失礼極まりないものでしたね。社会貢献への意欲をなくした世捨て人というか、働かなくても三食昼寝付きで、福祉の乳首にぶら下がってるような人たちが、こういうとこにいるんだろうって。ここにいれば、自由はないけど、とりあえずは生きられる。そういう自堕落的な人たちの溜まり場みたいなところだと、しばらく思い込んでましたね。背後でいろんな問題が絡んでいるのを知ったのは、退院してからです。

**鹿島**――そこまで長期で入院を続けていると、もう人生すべてが病院の中で完結するような印象にどうしてもなってしまいますよね。長期入院者は多くが統合失調症の方なんですが、社会的入院になってしまいやすい病気の特徴もあると言われています。一つは、統合失調症は、十代や二十代前半など若いときに発症することが多いのですが、はじめは激しい妄想などの症状が強くても、年齢と共にだんだんと症状が落ち着いてくることが多いんです。

また、症状を抑える薬の開発の影響もあって、昔ほど激しい症状を表に出す患者さんは少なくなってきたと、精神科医や看護師さんたちは口をそろえて言います。なので、治療や、時間の経過でだんだんと症状が落ち着いていっても、その頃には社会に出ていくという意欲や外のつながりが失われてしまう。その結果、三十年、四十年というような「超」長期入院者が当たり前のように出てきてしまってきたんですよね。

時男――福島の病院は特に長く入っている患者が多かったな。アルコール中毒の患者なんて、退院してもすぐに戻ってくる。どうしても酒を我慢できないんだ。病院でも、そうなることをある程度わかってるんだよね。で、それを何度か繰り返しているうちに、いつのまにか病院が我が家になっちゃう。

病院のほうも患者がたくさんいると、儲かるからね。退院させようなんて気持ちは、ほとんどなかった。「この病院に入院したら一生出られない、東大に入るより退院するのは難しいんだ」なんて、患者同士でも話し合っていたよ。一向に退院させてくれないことに絶望して、自殺した人も何人かいた。脱走して連れ戻されてきた患者もいたな。

織田――僕は三週間入院していたけど、退院するときは、ちょっとした騒ぎになりましたね。入院者が僕の周りに集まってきて、「退院したらどこで暮らすのか?」「もうここには戻ってこないのか?」「家には女房、子供が待っているのか？」などと質問攻めにする。なかには「おめでとう！」と握手まで求めてきた入院者もいました。何十年も病院で暮らす人たちばかりだったから、退院自体が珍しかったんでしょうね。

僕はこの病院以外にも、何件か長期入院者がいる病院を見学したけど、時男さんの病院の長期入院者のほうが、症状が軽いという印象が強い。食事のとき、いつも「ご飯だよ〜」と配膳車を押してくる初老の男性がいたんです。僕はその人をずっと病院の職員だと思い込んでいたけど、入院者だった（笑）。

時男――俺は、東京の病院と福島の病院に入院していたけど、東京の病院もひどいもんだったよ。重症の患者が多いの。認知症なんだろうね。木造の病棟で、老人が紐で柱にくくられていた。まだ十代の俺も老人もみんな一緒に押し込まれてね。保護室には気がおかしくなったような女の人とかもいて、わめいてんだよね。その女の人は、脱走した罰として保護室に入れられてたんだよ。幻覚で苦しむアル中患者もいた。床を指さして「アリがいる！」「アリがいる！」とすごく怖がって、大暴れしていたな。

そんなところに、俺は二年半いた。二年半いて、その間、脱走もしたよ。入って三カ月か四カ月ぐらい経った頃だったな。病棟内の風呂は渡り廊下の奥にあったけど、その廊下の天井の板塀が半分外れていたんだよ。ある大雪の日、その板塀をこっそり外して、病院の裏に逃げたんだ。それで、神社の境内で賽銭拾ったり、人から何百円か無心したりして、前に働いていた川崎のレストランに行った。そのときは連れ戻されるなんて考えなかったけど、病院に通報されてね。叔父が俺を病院に連れて行って、あっという間に入院生活に戻ってしまった。

病院に入りっぱなしで、何もすることないからね。自由がないから、とにかく逃げたくてしょうがなかった。チャンスがあったら、さっさと逃げたい。いつもそう思っていたな。

## 四十年間の入院生活でも失わなかったもの

時男――俺は、何十年も入っていたせいか、そのうちに慣れっこになっちゃったんだろうなあ。絶望しかけたことはあったけど、病院にいるときは死にたいって、あまり思わなかった。趣味が俺を助けてくれたんじゃないかな。絵描いたり、川柳書いたりするのが好きだったから、それで紛らわしていたの。じっとして、そのまま死ぬのは嫌だったしね。東京の病院に入院していたとき、クリスマスに寸劇があったんだよ。それで、脚本なんか俺書いて披露したりなんかして、それはそれで楽しみだった。川柳を新聞社に投稿して、特選とって新聞に載るのも楽しみだったよ。
ほんとに趣味が生きがいになっていたから、これだったら別に退院しなくたっていいな、なんて思ったりしたこともあったよ。
織田――時男さん、病院では毎日、川柳の思案に暮れてましたね。それこそ、朝起きてすぐ川柳を考えていたし、朝食後も川柳や詩の創作に没頭していた。考えた川柳を僕にもよく見せてね。さかんに評

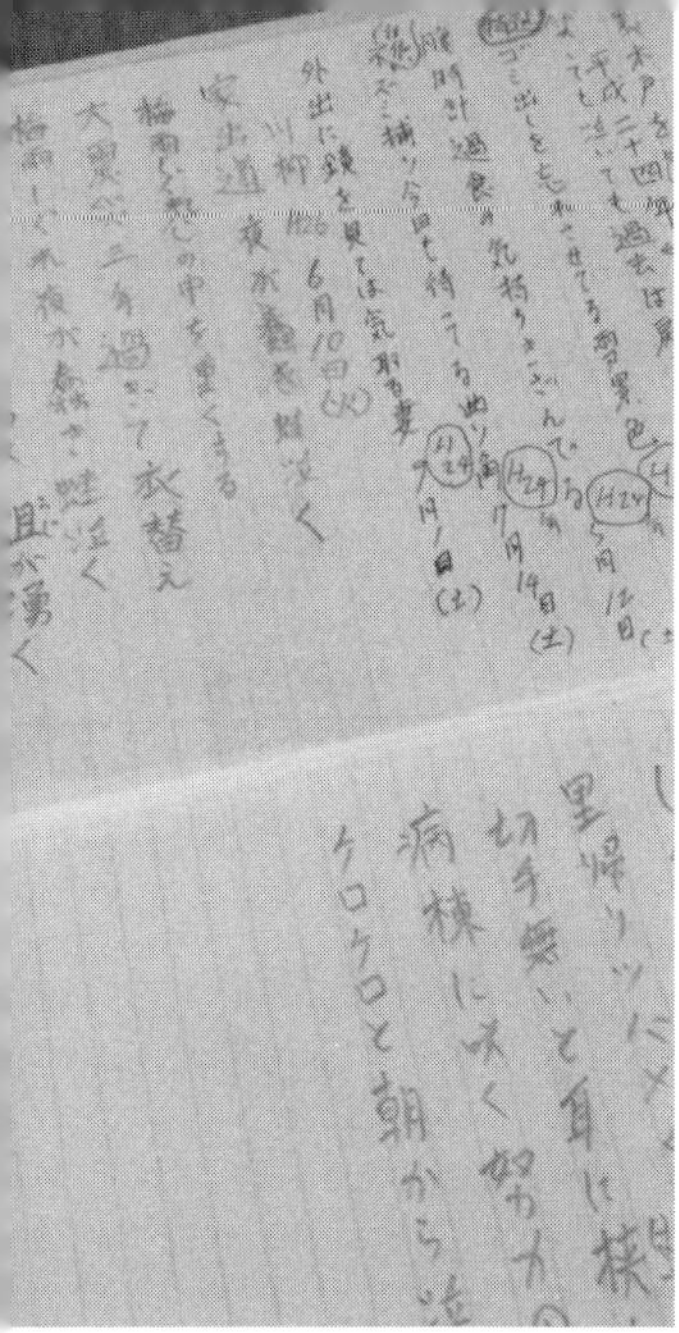

時男さんが書いた俳句

価を求めていました。人間の機微というか、さりげなく、それでいて人間の言い知れぬ想いを表した川柳が多く、時男さんの繊細な心が伝わってきた。

入院中、うちの愛犬が病気で死にそうになったんですよ。最後のお別れをしようと外泊してきたんだけど、そのとき時男さんが作ってくれた川柳が、〈愛犬よ　お前を叱る　口も出ぬ〉。この川柳には何だかウルッときてしまいました。

そういう感性豊かな人が、どうしてこの福島の病院に何十年も入っているのか。それも一度も退院せず、なんで留まっているのか、不思議でたまりませんでしたね。

時男――そもそも俺が、福島の病院に連れてこられたのは、二度目の脱走がきっかけだった。俺は東京で二つの病院に入ったけど、最初の入院で脱走に失敗したあと、東京の郊外にある病院に移ったんだ。ある夏の夜、その病院で保護室の床に寝かされるハメになってね。病室が満杯になったからだよ。で、横になってぼんやり天井を見てたら、天井板の一枚が外れかけていることに気がついた。俺、その頃、テンションが高かったんだろうな。「ここから逃げ出そう」と、咄嗟に思った。そこで、こっそり天井裏に這い上がってさ。屋根裏から出口を探して、ようやく脱走したんだ。夜の道でタクシーを拾って、入院仲間だった川崎の友人のアパートに向かった。短い間だったけど、以前、俺がその友人と暮らしていたアパートでね。一時退院したとき、そこで二人でアパートを借り、近くのクリーニング工場に仕事に行ってたんだよ。その仕事をまた、やろうと思った。

**鹿島**――お金は？タクシー代とかあったんですか？

**時男**――脱走して夜道を歩いているとき、若いあんちゃんに「お前、タバコ持ってないか？」と声をかけられてな。その頃、俺タバコ吸っていたから数本渡したんだ。そしたら、そのあんちゃん、百円玉五つもくれた。五百円ね。でも、そのお金じゃタクシー代が足りない。残りは友人が払ってくれたよ。

**織田**――で、朝になってクリーニング工場に顔を出して、「働かせてほしい」と頼んだんだよね。

**時男**――うん。工場長に「脱走してきました」とか言ってね。俺はハイテンションだったから気にならなかったけど、工場長はビックリしたんじゃないかな。「よし、ここで働け」と言ってくれたものの、ちゃっかり病院のほうに連絡されちゃった。工場長に「事務所に来い」って言われて行ったら、主治医と看護人が待ち構えていたんだよ。で、病院に連れ戻されたら、今度はオヤジが待っていた。連絡を受けて、福島から駆けつけてきたんだ。俺、その場でイソミタールという強い鎮痛剤を打たれて、瞬く間に意識を失ってさ。気がついたら、福島の病院に連れて来られていたんだ。

東京で二度も脱走やらかしたからね。どうやら、オヤジが自分の近くに入院させたほうがいいと判断したらしい。この日のことは、よく覚えてるよ。昭和四十八年九月二日。俺はまだ、二十二歳だった。

鹿島――時男さんは東京の病院に数年入院してましたが、この福島の病院に一度も退院することなく、四十年近くも入院することになりました。入院したとき、そんなに長くなると思いましたか？

時男――思わない、思わない。まったく思わなかったよ。それより、オヤジには散々迷惑かけてきたからな。二度目の脱走に失敗して、オヤジの疲れ果てた小さな背中を見たとき、俺、改心したんだよ。もう二度と脱走はやめよう。これからは真っ当な人間になろうって。そして、早く病気を良くして、オヤジを安心させようと決心したんだ。それが、こんなに長く入院するはめになるとはなぁ。

鹿島――僕が時男さんに会ったのは、織田さんの本を読んだことがきっかけでした。時男さんのことが書かれていたんです。

当時、東日本大震災の原発事故から三年目の頃で、自分は原発避難者の心のケアや、被災地での精神福祉のアウトリーチについて取材していました。その中で、「浜通り」と呼ばれる福島県の沿岸部には昔から精神科病院が多く、福島第一原発から三〇キロの同心円の中には精神科病院が五つあり、八百人ほどの入院患者がいたということ。また、現在はその入院患者の方々は県内外に移送・避難して散り散りになっていることを知りました。今はどこに散らばっているのか、大変な状況になってはいないか、もしかしたら隠された大事なストーリーがあるのではないかと思って調べていたとき、たまたま織田さんの本にたどり着きました。

本を読んですぐに織田さんに連絡してお会いし、ぜひ番組にさせていただけないかと、その二週間後、トントン拍子に時男さんのところに会いに行くことになったんです。

時男――まさかＮＨＫの取材受けると思わなかった（笑）

鹿島――はじめて時男さんに会ったとき、とても表情豊かな人だと思い、そこにまず衝撃を受けました。自分で描かれた花や風景の絵を見せてもらったり、自分が詠んだ川柳が掲載された新聞の切り抜きを見せてもらったりと、本当に楽しそうに色々な趣味を話してくださって。これまで時男さんの他にも長い入院を経験された方にお会いしたことはありましたが、どうしても、硬い表情を崩さない方が多いんですね。長い薬の服用の影響もあるのか、日常的に他人と話していないためなのかはちょっとわかりませんが、言葉がなかなか返ってこずに話が続かなかったり、ご自身の中で言葉を往復されていたりする。でも、時男さんははじめましての人にも、ぐいぐい話してくる。感情も表情もとても豊かで、明るい。そこが驚きでした。

そのあとすぐ、ＮＨＫで時男さんのことを番組にしたいという話になって、時男さんが入院中に書いた短歌や川柳、絵などをたくさん見せてもらいました。番組を構成する素材として、何か使えるものがないか探したんです。入院について思いをつづったものはないか、「退院したい」とか書いてないかなと思っていたのですが、僕がすごく驚いたのは、時男さんの創作活動は、そういう自分の身の回りの環境について書いているものはごくわずかで、ほとんどは、日常から離れた「創作」だったのです。ある詩は、長年連れ添った夫婦の悲哀みたいなことを歌っていたんですよね。自身の病院生活とはまったく

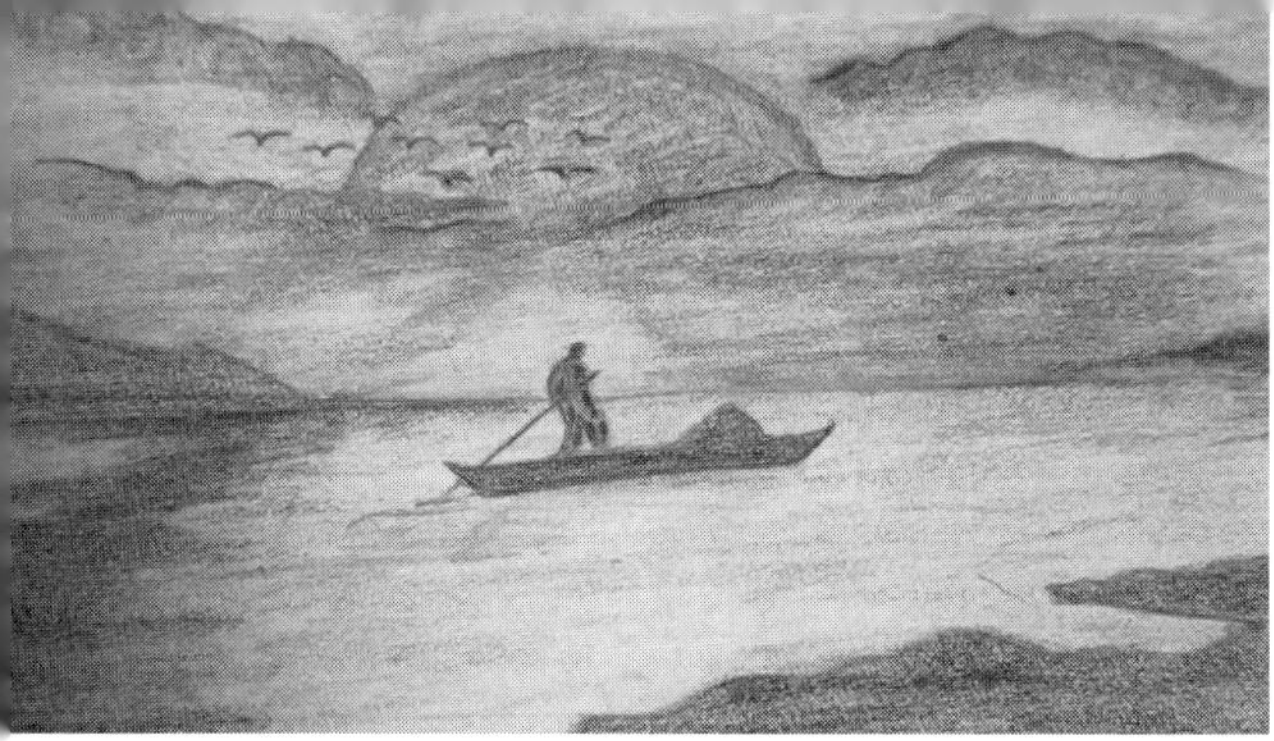

入院中に時男さんが描いた絵

違う、誰か別の人の生活を想像して、小説のワンシーンを描くような感じで書いていたんです。すごいびっくりしました。

日常と離れた物語を想像して思い巡らすというのは、心の豊かな人じゃないとできないですよね。病院という毎日の単調な繰り返しが、そのように外への創作の世界に自然と向かわせていったのかもしれません。それをずっと続けていたっていうのが、時男さんのこの「表情の豊かさ」につながっているのかなって感じました。

織田――入院中の時男さんは、精力的でしたからね。他の入院者は意欲を失った施設症のような感じになっていたけど、そこが時男さんとは決定的に違った。

鹿島――だから、社会的入院で長年病院にいらっしゃる人たちの中でも、時男さんは本当に稀なケースですよね。表情も豊かで、趣味も旺盛で、外とのつながりもしっかり保っているし。

時男――元々、社交的なところあったからな。

## それでも退院できない

織田――時男さんが意欲を失っていないというのは、見ていて強く感じました。

病院ではちょっと異質っていうか、目立った存在でしたね。時男さんと他の人とが違うのは、他の人はただ一日テレビをぼーっと見たり、喫煙室でタバコふかしたりと無為自閉的だったけど、時男さんは、毎朝、鏡の前で髪を櫛でとかしたり、シャキッとした格好もするわけですよ。ベストまで着るんだから。僕は毎日、ヨレヨレのジャージ姿ですよ（笑）。外にも自由に出られないし、格好つけたって意味ないから、服装なんてどうでもよかった。時男さんを見て「髪なんかとかして、虚しくないのかな」なんて内心思ってましたね。

時男――あの頃は髪の毛、まだあったからなぁ。いまはとかすだけの髪の毛なくなっちゃった（笑）

織田――それに、川柳はたびたび地元新聞に掲載されてたけど、趣味で絵を描いたりしても、結局は病院内だけの評価で終わってしまうじゃないですか。それに対しても、「虚しくないのかな」と思っていた。でも、いま考えると、趣味に没頭したのも虚しさの反動だったんですよ。時男さん、「有名になりたいんだ」「川柳とか絵で有名になりたい」って、そればっかり言ってたもん。

僕は自分から作家だなんて一言も言わなかったけど、たぶん時男さんはそのこと薄々知ってたんだろうね。「俺の作品とか、出版社に売り込んでくれ」「病室で書いた小説、本にできないか？」などと、いつも言われてました。僕は「会社員だから」と誤魔化してきたけど、退院する頃、本当の職業を言ったんですよ。そしたら、退院後よく時男さんから電話が来て、「俺のこと、いつ書いてくれる？」って、そりゃもう、しつこくて（笑）。だから多分、虚しかったんです。自己承認欲求っていうのが、すごく

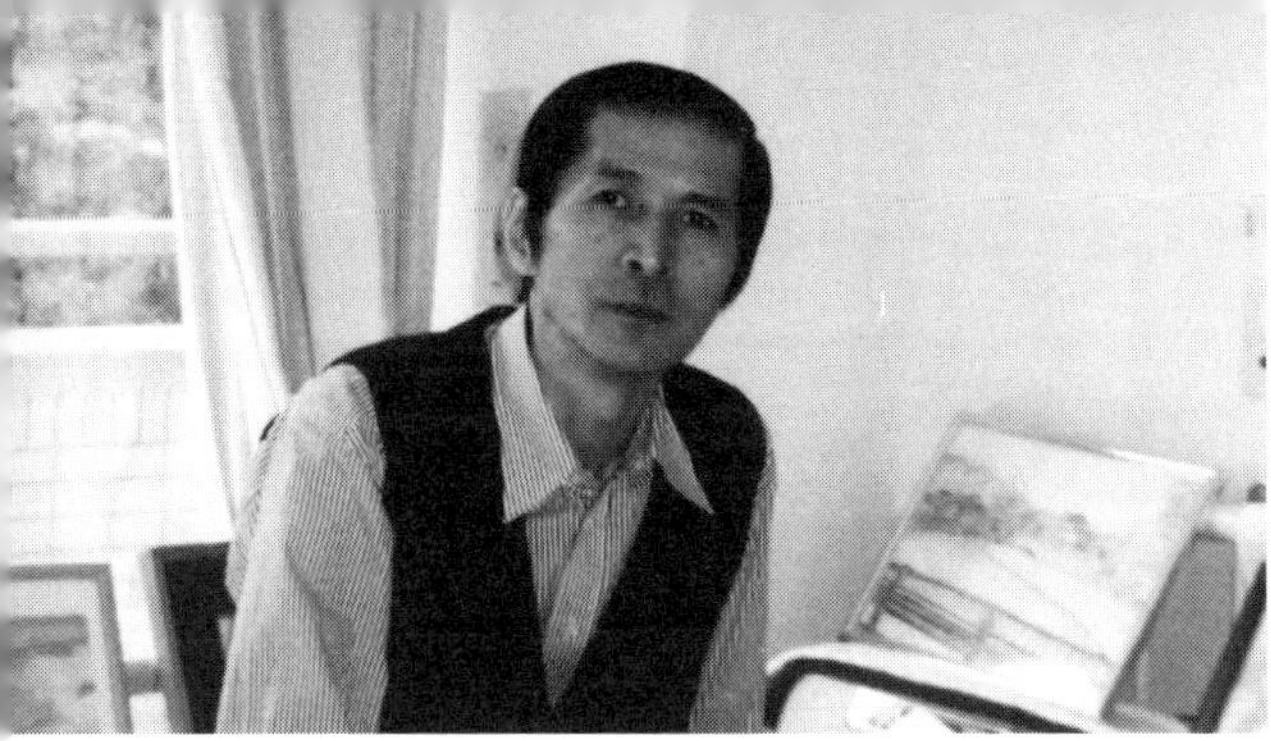

入院中の時男さん
自分で描いた絵と

あったと思う。自分のことを、とにかく周りに認めてほしかった。

それもあって、入院中は「退院して、外で暮らしたら？」って何度も言いました。「時男さんならやっていけるよ」「結婚だってできる」って。でも、時男さんは、「いまさら外に出て苦労したくない」の一点張りだった。

時男――それはあった。やっぱりね。でも、俺は四十年も入っていて、出たい気持ちはどこかにあったんだけど、不安だった。病院のほうがいいっていう気持ちになっていたな。もう自信がなくて、車の免許も持ってない。いまさら仕事もできないだろうし、「俺なんか外で生きられない。退院なんかできない」と頭から決めていた。だから、「病院に一生いるしかないんだ」と、自分に言い聞かせていたところがあったんだよ。

織田――僕が入院して四日目だったかな。時男さん、こう言ったんですよ。「俺なんか、趣味やってなきゃ、とっくに絶望して自殺してたよ」って。この言葉を聞いたときは、ショックだった。

時男――俺、そんなこと言ったんだ？覚えてないな。

織田――僕が退院した後、時男さんから手紙が来て、こんなことも書いてましたよ。「普通の人ならとっくに自殺しているでしょうが、趣味が私を助けてくれました」

時男――たしかにそれはあったな。あの病院のときは、何十年も入ってる人が多かったから。あそこの病院は、よっぽど言わないと退院できない。家族が「引き取る」って言うのが、退院の最低条件でね。入ってきた人は、家族が何も言わないとそのまま病院に入院しっぱなしだから。けど、あるとき、主治医が物わかりの良い先生に変わったんだ。その主治医が、「家じゃなくても、時男さんは外で暮らせるよ」って言ってくれたの。「家族の元じゃなくても、暮らせる制度があるんだよ」って。

ところが病院側は、「家族の元じゃなきゃ退院させない」って、そればっかり。主治医とまったく意見が噛み合わないんだ。それで、ズルズル入院した。いつまで経っても退院できないから、「もう俺、どうなってもいいや」と、少々投げやり気味になったのは事実だな。

織田――時男さんには何度か退院するチャンスがあった。最初のチャンスはまだ二十代のときで、このときは突然の起立性低血圧で、退院がキャンセルになったんですよね。でも、この起立性低血圧って、典型的な向精神薬の副作用ですよ。言うなれば、病院の治療が退院のチャンスをつぶしたことになる。

時男――おかしいんだよな。退院するという話になったら、なぜか医者が減薬するんだ。「減薬して大丈夫なら退院できる」ってね。それで、またおかしくなって、退院がダメになる。そんなことが続いたんだよ。社会復帰後に俺の主治医になってくれた先生に聞いたら、「退院するのになぜ減薬する必要があるんだ？そんなバカなことがあるか」と言ってたな。「安定しているのに、薬を減らしたら悪化する

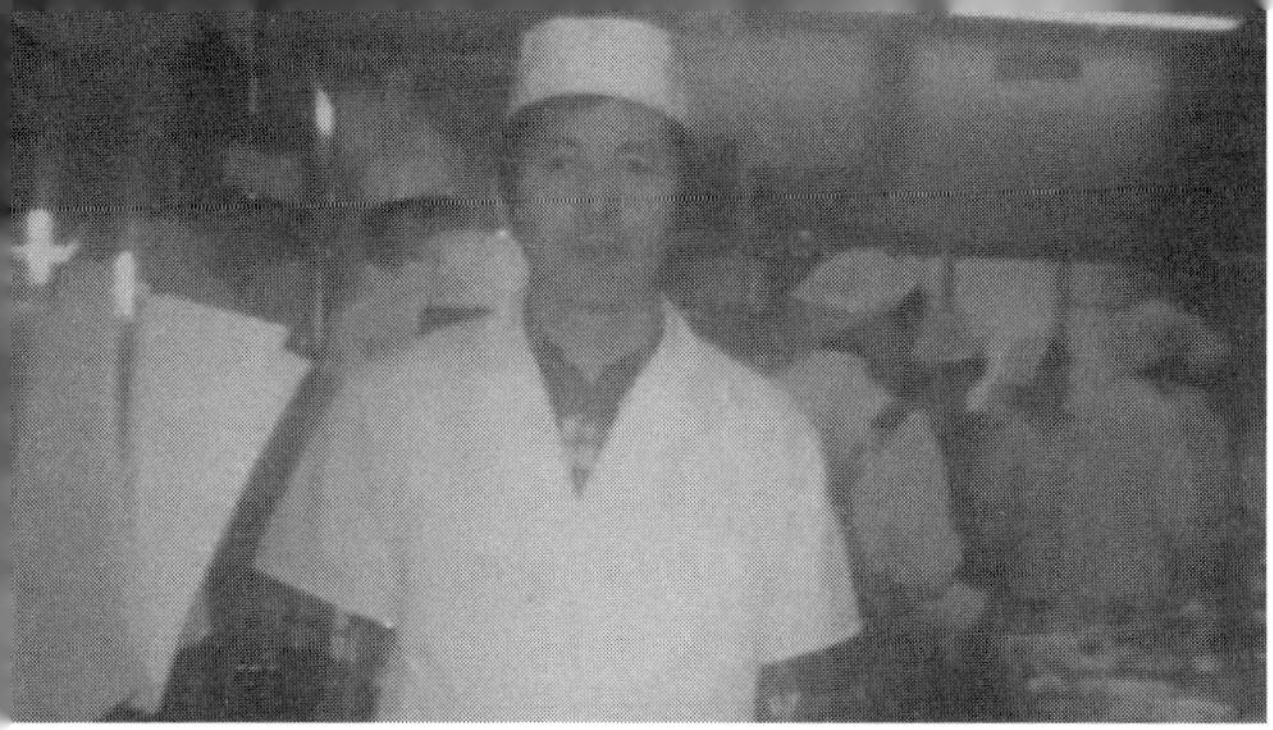

病院の厨房を手伝う時男さん

可能性がある。もしかしたら、患者を抱え込むための策略じゃないか」とも言ってたね。

**鹿島**――もったいないですね。時男さんはそもそも四十年近くも入院する必要がなかった。早くに退院して、地域で普通に生活できたかもしれないのに。

**時男**――でも、不思議なことがあったんだ。その物わかりの良い主治医が、あるとき予言したんだよ。「時男さんは、大地震があったら退院できるんじゃないか」って。そして、その通りになった。言われた時は、なんか不思議な感じでしたねえ。まさか、言う通りになるとはな。

**織田**――逆に言えば、そんなことが起きない限り、この病院を出られないと思っていたんじゃないかな、その物わかりの良い主治医は。

**鹿島**――病院では、入院患者に治療の一環として行う「作業療法」という時間があって、時男さんは昔は近くの養鶏場だったり、そのあとは病院内の厨房だったりを手伝うっていう作業療法を続けていました。番組の取材の中で、時男さんが入院中に作業療法を自分で記録していたノートを見せてもらったのですが、出勤記録があって、ほぼ欠勤なく毎日まじめに通っていたという記録が残っていたんですよ。

時男さんに聞いたら、「楽しかったから通っていた」と。「こういう手伝いに精を出せば、いつかは外で仕事できると最初の頃は思っていたけど、それが何十年も経つうちに日常になって、それも思わなくなっていった」と話してくれましたよね。

時男――施設症にかかってたんだよ、きっと。

織田――施設症と言えば、一般的に長い拘禁生活などによって、やる気を失う、無為自閉的になることを意味するけど、時男さんの場合、別の意味での施設症だったのだと思う。福島の病院にいたときは、とにかく多弁で。こちらがベッドで本を読んでいても、川柳のことやら絵画のことやらを、ペラペラと一方的に話しかけてくる。女房に耳栓送ってもらったし、僕もイライラして「今日は話しすぎですよ」と文句言ったことがありました。本当は「今日も」と言いたかったところだけど（笑）。

時男――そういえば、入院患者からも「時男さんと話すと疲れる」と文句言われたな。

織田――それが、社会復帰してからというもの、多弁がみるみるうちに影を潜めていった。地域でいろんな人と交わり、自分の居場所というものができあがっていく過程で、自分の長く抑圧されてきた欲求が解消され、孤独感からも解放されていったからでしょうね。そういう意味で、入院時の多弁は、長い入院生活で作られた症状だった。いまは時男さんと話しても疲れない（笑）。

時男――悪いことしたなぁ、織田さんには（笑）。

## 伊藤時男さん、四十年ぶりに地域で暮らす

### 東日本大震災がきっかけで地域のグループホームに移行

時男――東日本大震災があったとき、病棟ではちょうどボーリング大会が行なわれていた。オモチャのボーリングね。俺は一〇フレームを終えて、一足早く自分の病室に戻っていた。そのとき突然地鳴りが聞こえ、足元が激しく揺れたんだ。いやぁ、もう病室のタンスの上からインスタントコーヒーの瓶やラジカセが次々と落ちてきてさ。俺、ベッドの下に潜り込んで、身を小さくしていたよ。病棟全体も騒然としてたな。叫び声や悲鳴なども聞こえてきて、天井裏のパイプから水が滝のように噴き出してきた。ホールなんて水浸しで、プールのようになっていたよ。

入院者は一階の多目的ホールに移されたけど、その前に看護主任に「病棟から必要なものを持って行くよう」言われてたんだ。俺は、住所録とテレフォンカード、メモ用紙、それとボールペンを持ってきたな。あと寒いからな。上着にジャンパーを重ねて、多目的ホールに降りてきたよ。

織田――時男さんが冷静だったのは、通信手段になるものを忘れなかったことです。その後、どんな事態が展開されるのか。実際、原発事故という未曾有の災害に見舞われましたが、「そのあとにも何か

あるかも」ということを直感的に見越した咄嗟の判断だったと思う。

あとで他の元入院患者にも聞きましたが、ある男性入院者は、ジャンパーだけを持って、アドレス帳やテレフォンカードは忘れたと言ってました。ある女性の長期入院者なんか、連絡帳は病棟に置いてきたけど、パンツは六枚持って逃げてきたって（笑）

時男――原発で病院を出るしかなくなって、避難先を転々としたんだ。避難した日（三月十二日）の夜、ようやく中学校の体育館に到着し、その翌日は病院の分院で一泊したな。そこに選別された患者の何人か入院し、俺たちはさらに南下した。いったいどこに連れて行かれるか、誰もわからなかったからね。みんな不安だったし、イライラしていた患者もいたよ。その患者、いきなりバスの中で暴れてさ。次の病院に着いたとき、保護室にぶち込まれていたよ。

織田さんに連絡したのは、茨城県の大学付属病院に入ったときだったな。面会してくれとかって言ったんだよね。で、織田さんが会いに来てくれたんだ。

織田――時男さんに会いに行ったのは、三月二十六日。震災から二週間以上経ってましたね。震災後、病院に何度も電話を入れたけど、ライフラインが寸断されてつながらなかったから、時男さんから連絡が入ったときはホッとしました。

あのときは、たしかノート数冊とシャープペンシル、便せん、消しゴムなどを持って行きました。女房から託された下着や長袖のポロシャツ、ジャージなども差し入れましたね。あと五千円かな、時男さんに渡したのは。
時男――そのお金、返すからね。
織田――もう時効だよ（笑）
時男――あのときは、ホント助かった。お金もないし、着の身着のままで避難してきたから、着るものもなかったからね。
織田――思い出したけど、あの面会のとき、時男さんに言ったんです。「この際だから、思い切って病院暮らしをやめたら？地域で暮らしたら？」って。
時男――あのときは震災で混乱してたし、まだそんな気になれなかったよ。ただ、最後に行き着いた病院の主治医が理解のある先生だったのは助かった。茨城県の病院でね。わりと自由な雰囲気で、日中とか一人で散歩に出かけたりもできた。福島の病院は自由に散歩も行けなかったし、その辺が違ったな。
織田――時男さんの主治医とは僕も会ったけど、そもそも時男さんの入院は必要ないって早くから思っていたはず。時男さん、仙台にあるお母さんのお墓参り行きたいって、ずっと前から言ってたでしょ？
時男――ああ、一度だけでいい。お袋のお墓参りしたいって、福島の病院にいるときから思っていたな。一生を病院で暮らすと決めていたけど、それが唯一の夢だったんだ。お袋は俺が幼い頃に死んで、顔も覚えていない。せめて墓前で手を合わせてから、俺も死にたいって思っていたから。
織田――そのお母さんのお墓参りができたのも、主治医の理解があったからだと思う。そのことを持ちかけたら、保護者の弟の許可を取れば、墓参りに行ってもいいって言ってくれたんです。

時男――行ったな。織田さんに連れられて、仙台まで。まさか、夢が叶うなんて思わなかったよ。

織田――そのとき、時男さんが作った川柳が、〈夢果たし　亡母《ぼうぼ》の墓に　千の風〉。まだ覚えてます。

時男――とにかく、あの茨城の病院に流れ着いたのが、俺の幸運の始まりだったな。看護師からも「時男さん、退院したほうがいいんじゃないか。できるよ」って言われてたからね。

で、その病院には老人病棟と普通の開放病棟の二つがあったけど、いつだったか、開放病棟が満杯になって、老人病棟に回されたんだ。そこに、意地の悪い女の患者がいてな。年配の女の患者とよく口論になって、テーブルとかひっくり返して暴れるんだよ。それ止めていたの、いつも俺だよ。何とか丸く収めていたんだ。

その辺も評価してくれたんじゃないかな。あるとき主治医に呼ばれて、「君、退院してグループホームに行く気はないか」って言われた。「えっ？退院させてくれるの」って、ちょっと驚いたな。年金は入ってるし、病状も安定していたから、このときはその気になった。でも、入院が長すぎたからか、やっぱり不安になってね。織田さんに病院まで来てもらい、その件で相談を持ちかけたんだ。そしたら、織田さんがこう言ってくれたな。「時男さんなら退院できるよ。俺が保障する」って。それで、退院してグループホームに入る決心がついたんだ。

織田――ＰＳＷ（精神保健福祉士）を交えたその打ち合わせに、時男さんと一緒に僕も参加させてもらいました。ところが、よくよく聞いてみたら、そのグループホーム、二年で退所しなければならなかったんですよ。いわゆる「通過型」と呼ばれるもので、あくまでも将来の一人暮らしを見据えたグループホームだった。そしたら、時男さん、また不安になっちゃって。「たった二年で出されたら、路頭に迷うかもしれない。退院は無理だ」なんて言い出した（笑）。

時男――やっぱり不安だからね。

織田――それで、群馬県太田市にある三枚橋病院の石川信義先生に相談したんです。石川先生は日本初の全開放病棟を作ったことで有名。収容主義一辺倒だった当時の精神医療の中で、患者の地域移行を大々的に展開してきたし、ものすごく患者想いの精神科医だった。

その石川先生が「よし、わかった」と、一肌脱いでくれたんです。太田市の福祉法人の人が、何度か時男さんの地域移行のことで、茨城の病院に来たでしょ？あれ、全部、石川先生が働きかけてくれたこと。時男さんの恩人ですよ、石川先生は。

時男――ああ、そうだった。太田市のグループホームの事業所の人が何回か会いに来たんだよね。少しずつ話を詰めていって、試しに二泊三日とか三泊四日とかのショートステイもやったな。で、大丈夫そうなら入居してくださいって言われて、「よしここに住もう」と決めたんだけど、肝心の退院までが大変だった。退院前に風邪ひいて、熱出したんだよね。「あー、また退院できないのかな」と思ったら、退院予定の二日前に熱が下がっちゃった。それで、無事に退院できた。

こうして太田市のグループホームに入ることになったけど、ここまで来るのは長かったな。つくづくそう思うよ。いろんな人に助けられたし、石川先生も俺の主治医やってくれた。亡くなってしまったけど、診察以外でも何かと相談に乗ってくれたなあ。メシもご馳走してくれたし。

**鹿島**――私が時男さんにはじめて会いに行ったのは、ちょうどグループホーム入って一年後ぐらい。まさにその地域での暮らしを楽しみ始めた頃でした。自転車に乗ってどこにでも行ってたし、買い物も自分でやって、本当に地域で楽しそうに暮らしてましたね。なんか嬉しそうでしたよ。

**時男**――そうそう、それはまあ、入院生活と比べたら、ホント楽しいよね。グループホームで暮らしてからは、自分でどこにも行けるようになったし。もちろんお金の管理は自分でしなきゃいけない。洗濯とかも自分でやらなければならないけど、日が経つにつれて、自由があるっていうのは良いもんだなって、思うようになったたな。

ただ、グループホームと言っても、他の人との共同生活だからね。最初はみんなで普通に喋ったりしてたんだけど、だんだんメンバーの性格がわかってくるんだよね。うーん、何て言ったらいいのか、メンバーに覇気がないんだな、やっぱり。長く入院してたせいかもしれないね。病状の不安定な人もいたよ。おまけに、みんな世話人の言いなりになって、自分から何かやろうという気がない。自主性が感じられないんだ。「あー、ここにいたら俺、腐っちゃうな」と思ったよ。「これじゃダメだ、自分で何でもやんなきゃダメだな」って。

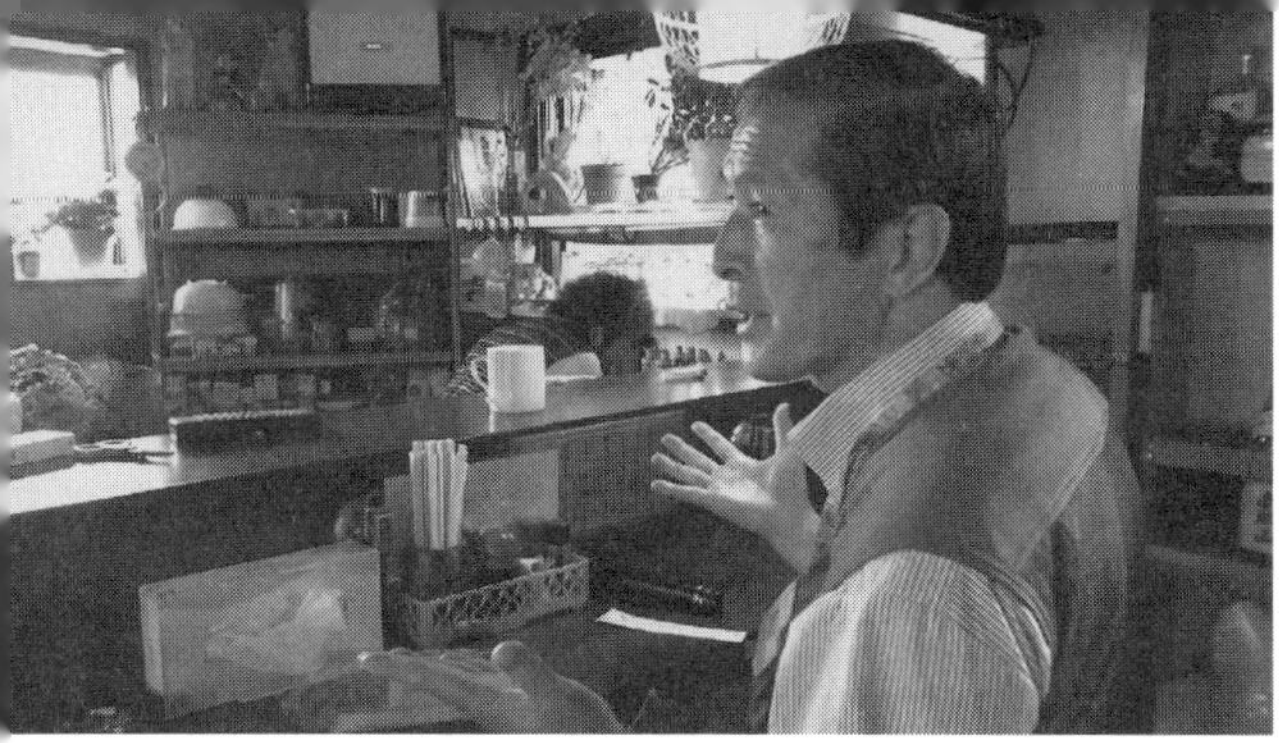

退院後、居酒屋で談笑する時男さん（NHK提供）

## 地域で人間関係を構築していく時男さん

時男——それで、グループホームに入って一年半後だったかな。一人暮らしにしようかなと思って、グループホームを運営する法人の事業部に行って、あれこれ相談したんだ。そこから地域事業支援センターに連絡してもらったり、パソコンで調べてもらったりした。そしたら、俺が借りられる一軒家が見つかったんだ。で、その家に引っ越したの。そこに五年ぐらい住んだかな。ボロなんだよね。ネズミはいるし、ゴキブリがいるし、ひでえんだよ。でも、一人暮らしだから余計な気を遣わなくて済む。そういう意味じゃ、良かったかな。

鹿島——一人暮らし、始めはどうでしたか？一人で怖くなかったですか？

時男——怖くない、怖くない。むしろ新しい環境で、新しい生活が始まったという前向きな心境だった。自分で出歩いて、色々開拓したよ。門限もなくなったしね。喫茶店とかカラオケに行って、そこで友達もできた。みんなで喫茶店で飲み食いしたり、カラオケにも行ったりしたよ。友達の輪がどんどん広がっていったな。

でも、まったく怖くなかったと言えば、やっぱり嘘になるかな。一人暮らしだし、やっぱり病気になったときね。精神の病気じゃなくて、風邪ひいたり、熱出したりなんかしたときなんか、少し不安になったよ。そんなときは、近くの病院で診察してもらった。薬もらってね。それがまた、自分の自信になったね。自分でもやればできんだなって思ったよ。それに、近くに三枚橋病院の石川先生もいたからね。そういう意味では安心していた。

鹿島——会いに行ったとき、一番印象に残っているのはカラオケスナックです。時男さん、お酒は飲まないけど、周りの常連さんは昼からお酒飲んでいる。そういう常連さんに時男さん、しらふなのに本当に溶け込んでいましたね。肩を組んで歌を歌っちゃうぐらいに馴染んでいたんです。

常連の皆さんも、時男さんが精神科病院にいたこと、今も通っていることは知ってるんですけど、私が「どういう風に思いますか?」って聞いたら、「この人が精神科病院にいたからっていって、全然そのことを変に思ったことは一度もないよ!」と、きっぱり笑顔で言ってくれた。なんだか取材している私自身も感動してしまいました。

時男——みんな気さくで、良い人たちばっかりだよ。俺に対する偏見なんて、ぜんぜんなかったな。

鹿島——こんな風に地域へ溶け込んで仲良く暮らせるとは、入院していたときの時男さん自身も想像してなかったと思うんですよね。新しい場所で、知り合いをつくるのは勇気がいるし、まったく新しいところから人間関係を構築していくのって本当に大変です。例えば、会社辞めて新しい会社に行くとかでも不安なのに、それが四十年間も入院していてですよ。突然まったく知らない場所で新たに始めるっ

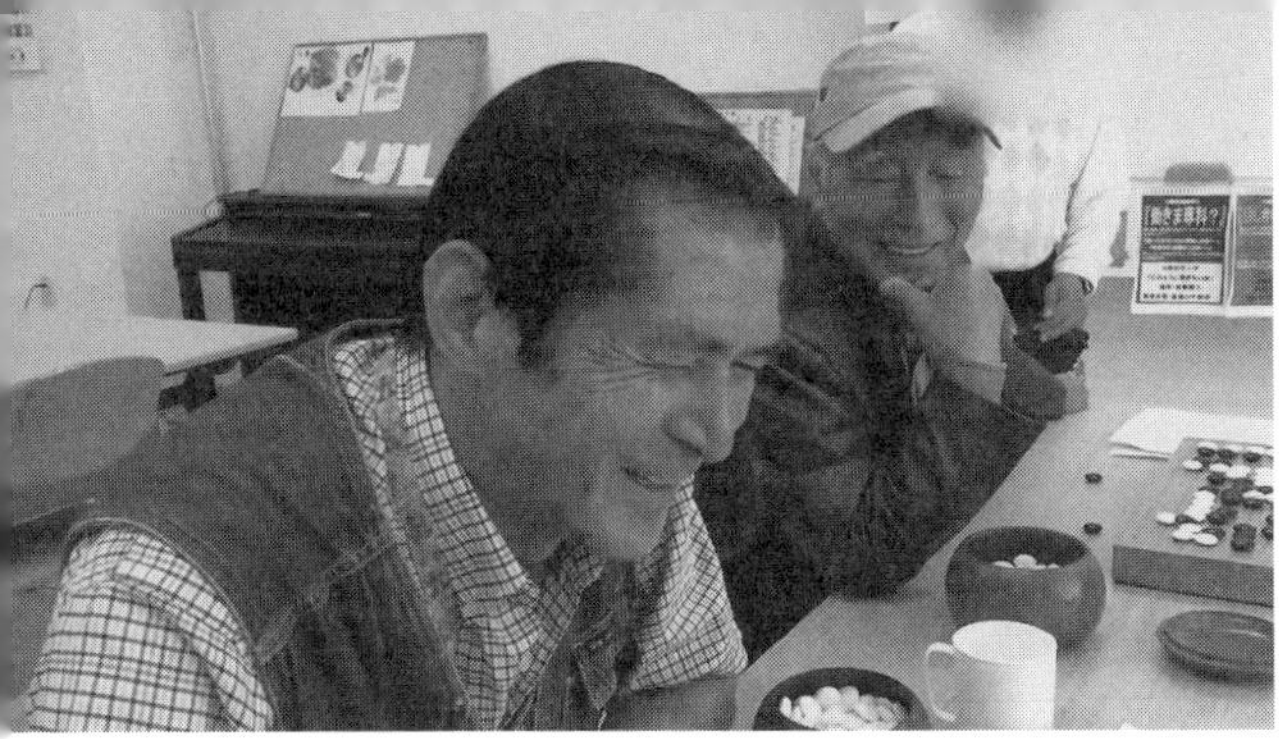

退院後、デイケアに通う時男さん。石川先生と。(NHK 提供)

ていうのは、本当にすごい緊張もあったと思います。

時男さんの場合は、元入院仲間の織田さんが強力に後押しして、退院後も協力してくれた。地域での医療体制が整っている所を推薦してもらって、はじめて病院から出て来られた。これが少しでも違ったら、「病院の中でいい」となっていたと思いますね。

時男――まったくだ。奇跡みたいな話だよ。

## 地域での時男さんの生活

鹿島――でも、地域で暮らして、最初はわからないことばかりだったんじゃないですか?

時男――最初は面食らったよね。銀行のＡＴＭとか切符の販売機とかはじめて見たもん、あんな機械。俺がいたときは切符切りとかいたから、ＡＴＭなんかなかったもん、鹿島さんに使い方教えてもらってね。電車も、最初訓練で一駅だけど織田さんが教えてくれた。

織田――そういえば、まだグループホームにいたとき、試しとばかりに時男さんに浅草まで一人で来てもらったことがありました。時男さん、携帯を持ったばかりのときね、ガラケーの。それを、万が一はぐれたときの頼りにして、僕は東武線の浅草駅で待っていたんです。
時男――そういうことあった、あった。あのときは焦ったなあ。浅草駅に着いたら、織田さん、どこにもいないんだもん。
織田――いたよ（笑）。上の改札口で待っているって約束したのに、時男さん、地下に潜っちゃったんだから。携帯に電話しても、電波が悪くて、お互い何を言っているのか、わからない。地上に出てくれって言っても、時男さん、よく聞こえないから、携帯に向かってがなり立てていたんですよ。ヘトヘトになって、ほとんど諦めモードだった。で、駅近くの鉢植えの上に座っていたら、時男さんが向こうからトコトコ歩いてきた。結局、一時間ぐらい、お互い浅草周辺をウロウロしてたんじゃないかな（笑）
時男――さすがに不安だったな。織田さんに会えなかったら、どうしようと思った。冷や汗が出てきたよ。一人で太田に帰れるかどうか、それも心配だったし。
織田――でも、そういう経験を積み重ねて、地域での生活に馴染んでいくのかもしれない。
鹿島――地域生活といえば、病院出たあとのやりくりというか、出費はどんな感じでした？
時男――ひと月に十万はかかんないな。家賃が四万近くかかる。あと、電気代、ガス代とか合わせると、月八万以上かかるね。太田市の場合、障害年金受給者の医療費はタダなんだよ。俺、被災者でもあったしね。収入は、障害者年金が二カ月に一回で十七万ぐらいだから、月に換算すると八万五千円程度。生

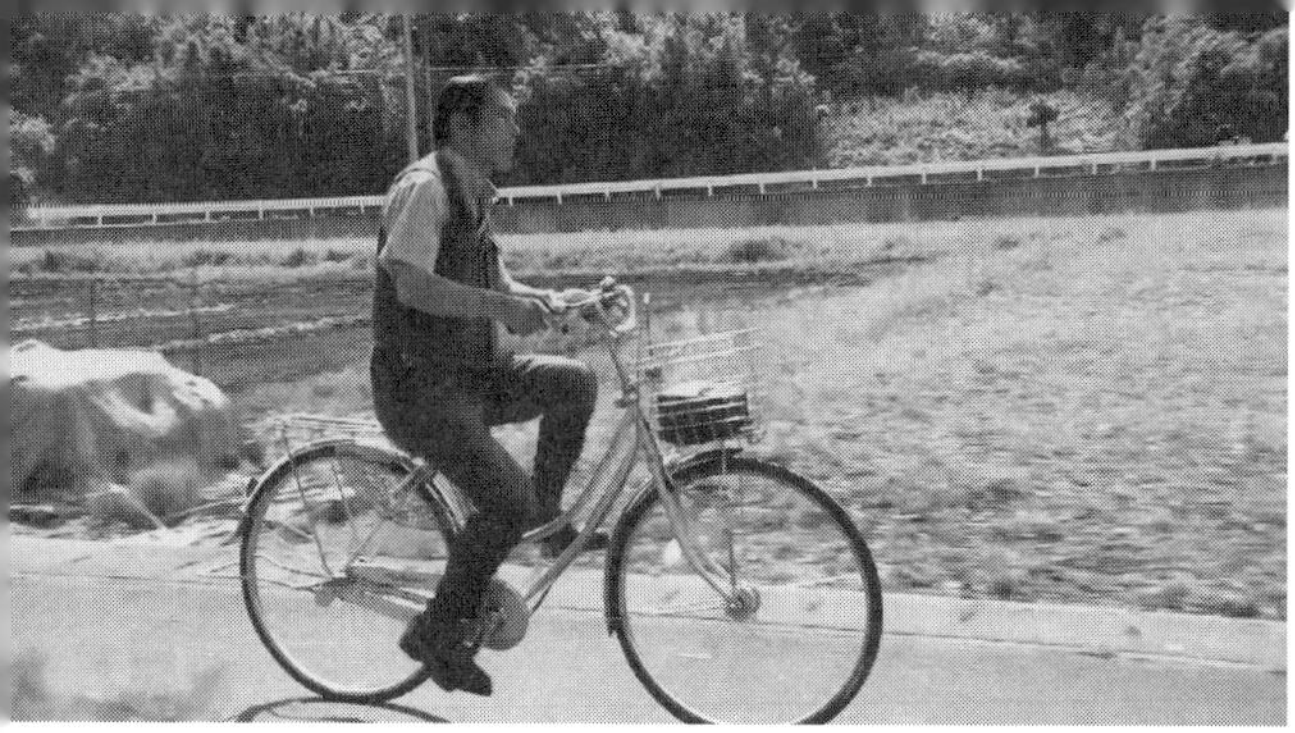

退院後、自転車で走る時男さん（NHK提供）

活するにはスレスレのやりくりなんだけど、原発避難者の賠償金とか入っていたし、貯金もあったから。

織田――普通は生活保護ですよね。

時男――生活保護だと不自由なんだ。何買っちゃダメ、あれ買ったらダメって。だから、年金のほうがいいんだよ。

鹿島――お金の管理とかは、全部自分でやっているんですか？

時男――全部自分でやってる。前はね、貸し金庫に預けてあったんだけど、今は自分で管理している。

鹿島――毎日、どんな生活をしてるんですか？今の一週間のサイクルとか。

時男――老人センターでカラオケやったり、風呂入ったりしてるな。食事は、自分で作ってるよ。自炊だな。レトルトカレーとか、レトルトの中華丼とか。外食も、カツ丼食ったり、ラーメン食ったり。あと、たまにフライパンで野菜炒め作ったり。テレビで作り方、やっていたから。

鹿島――時男さんって、近くに出かけるときは、いつも自転車なんですよ。田んぼの中を時男さんが自転車をこいで、ゆっくり進んで行く姿を、番組の中でも紹介しましたが、放送した後で「あの自転車の姿が印象的だった」っていろんな人から言われました。たしかに、入院しているときには絶対なかった光景だったと思うんですよね。何気ない、ほんとに当たり前のことなんだけど、でも実はそれが尊いみたいなことってあるんだなと思いました。

ところで、最近の一番の楽しみは何ですか?カラオケですか?それとも、絵を描くこと?

時男——ボランティア団体でやってるお茶会があるんだよね。ホットサロンっていう。そこで暇なときに絵描いてる。みんな自由にウノやったり、花札やったり、トランプやったりしてるけど、俺は絵描いたりなんかしてるの。

織田——それでも時男さん、退院してからというもの、絵描いたり、川柳作ったりすることが、だんだん少なくなっていきましたね。特に川柳。入院中はそれこそ朝から晩まで、文字通りの「川柳漬け」だった(笑)。

時男——退院して、色々楽しいことがあるからじゃないかな。入院していた頃に比べたら、絵とか川柳にもあまり執着しなくなったね。

織田——彼女は?なんか彼女つくりたいって、できれば結婚もしたいって言ってたよね。

時男——彼女いるよ。最初、「彼氏いないんだ」なんて言ってたから、「俺も彼女いないんだ」って、じゃあそういうわけなら付き合おうということになった。もう八年になるかな。けど、性格がきついんだよね(笑)。

織田——一緒に暮らさない?

時男――やっぱり一人暮らしがいい。一緒にいると喧嘩するから、嫌なんだ。四十年以上も入院してきて、その間結婚できなかったことを嘆いたりもしたけど、今は一人暮らしがいいんだって思うようになった。自由で気ままだしね。たまに彼女と一緒に食事しに行ったり、コーヒー飲んだり、カラオケ楽しんだり。多くは望まないけど、それなりに楽しい。お互いを縛ることもない、そんな生活が豊かなんじゃないかな。歳をとったせいかもしれないね。今はそういう心境になってきたな。

## 精神科病院から地域移行へ

### 時男さんという事例

鹿島――時男さんの事例のように、社会的入院で長く入院している方が地域で暮らせるようになるための制度は、少しずつ整ってはきています。政府は二〇〇四年に「精神保健医療福祉の改革ビジョン」という方針を発表して退院へ舵を切る、グループホームなどの地域移行のリソースを整えるという方針を打ち出しました。

しかし、依然として日本の精神科医療は特異な状況が続いています。OECD加盟国三十六カ国の精神病床数全体のうち、実にその四割を日本が占めている。また、入院患者の平均在院日数に関しては、OECD加盟国が平均一カ月程度であるのに対し、日本は九カ月にも及びます。改革ビジョンの中で目標にしていた数値も、二〇〇四年から十年間で七万二千床の削減を目標としていたのですが、実際には一万八千床の削減に留まっていました。

織田——心身障害者等の施設入所者数とグループホームの入所者数との比較においては、二〇一九年にそれぞれ十二万人台の後半で交差し、グループホームの入居者数がわずかに上回りました。二〇二三年にはグループホームの入所者は、十七万人を越えたと言われています。その中で、知的障害者の地域移行に関しては、ある程度順調に進んできたところがある。

ところが、精神障害者、それも長く入院している精神障害者になると、なかなかうまくいかない。「いまさら外で苦労したくない」と、本人が病院を出たがらないケースもある一方で、グループホームが受け入れを拒否するケースが目立っているんですよ。「うちでは対処できるスタッフがいないから」「精神障害者を扱った経験がないから」などというのが、その理由です。ようするに、「精神科病院に長く入っていた人でしょ?」というわけですね。聞いた話では、老人施設でさえ、陽性反応がないにもかかわらず、受け入れを拒否するケースがあるそうです。

しかも、グループホームで症状が悪化して、精神科病院に送られる障害者もいる。で、症状が落ち着いて、病院が地域に戻そうとすると、今度はグループホームが「うちでは無理」と受け入れを拒否する。結局、行き場がなくなって、そのまま精神科病院に留まってしまうんですね。やっぱり偏見には根強いものがある。

**鹿島**――私が時男さんの番組をやるっていう話が出たときは、ちょうど改革ビジョンから十年で、もう一度、厚労省で長期入院者の処遇をどうするか考えるために検討会を開こうとしていた時期だったんです。毎月一度くらい、厚労省が選んだ構成員（専門家）の方が様々な資料を持ってきて、みんなで議論を交わすんです。

私も傍聴に行ったのですが、その検討会の議論の中でも、時男さんの事例が何度も出てきました。時男さんの姿を見て、地域で暮らす良さというのをみんな強く感じたということだと思うんですよね。厚労省が「長期入院者をどうしようか？」と検討しているときに番組を出せたのはすごく大きかったです。同時に、長期入院者をどうするのかという問題では、当事者運動も立ち上がっていたときでした。みんな各地域で集会をやって、長期入院者の問題を放置するなという声を、精神障害の人だけではなくて、色々な障害の人が来て意思表示をしていました。

**時男**――昔とはずいぶん変わってきたんだな。俺が入院したときは、入院者みんな世間の厄介者みたいに見られてたもの。精神科病院なんて、「人間の捨て場所」みたいなものだったからな。

**織田**――今でも、そういう側面はあるけどね。もちろん、すべてじゃないけど。

鹿島――僕は番組の中で、時男さんの印象を、不幸な人生というようにはしたくなかったんです。もちろん、人生の貴重な時間が失われた「怒り」っていうのは時男さんの中にもあったと思うんですけど、時男さんの生き方として現在は前を向いていたので、これからをプラスに地域で楽しもうとする姿を主軸にしたかった。そのことが、地域で暮らすということの実態を結果的に感じる方向につながったのかなと思っています。

ただ、あの番組からさらに十年が経って、二〇二二年時点においても改革ビジョンの目標数値であった「七万二千床の削減」は、その六十五%程度、四万六千床の減少に留まっています。なぜ、ここまで時間が経っているのに、地域移行が遅々として進み切れないのか。時男さんの事例からもわかるように、「退院して地域で暮らしてみたらどう?」という本人の心を動かす強力なプッシュと、本人を中心とした応援団のようなバックアップ体制が必要です。

もちろん、制度やその予算は整ってきたけれども、やっぱり本人の意思を変えていくのは相当難しい。善意がある病院は、地域移行をやっていますよ。ただ、それは病院側の良心に基づいてしまっている。良心に頼らざるを得ないのは、退院促進をやればやるほど病院が損する状況に陥ってしまう仕組みだからだと思うんです。

長期入院で安定している方は療養病棟というところに入っている方が多いんですけれども、一ベッドあたりで約年間四百万円収益になるんですね。少なく見積もっても。そこから例えば、百床、つまり百

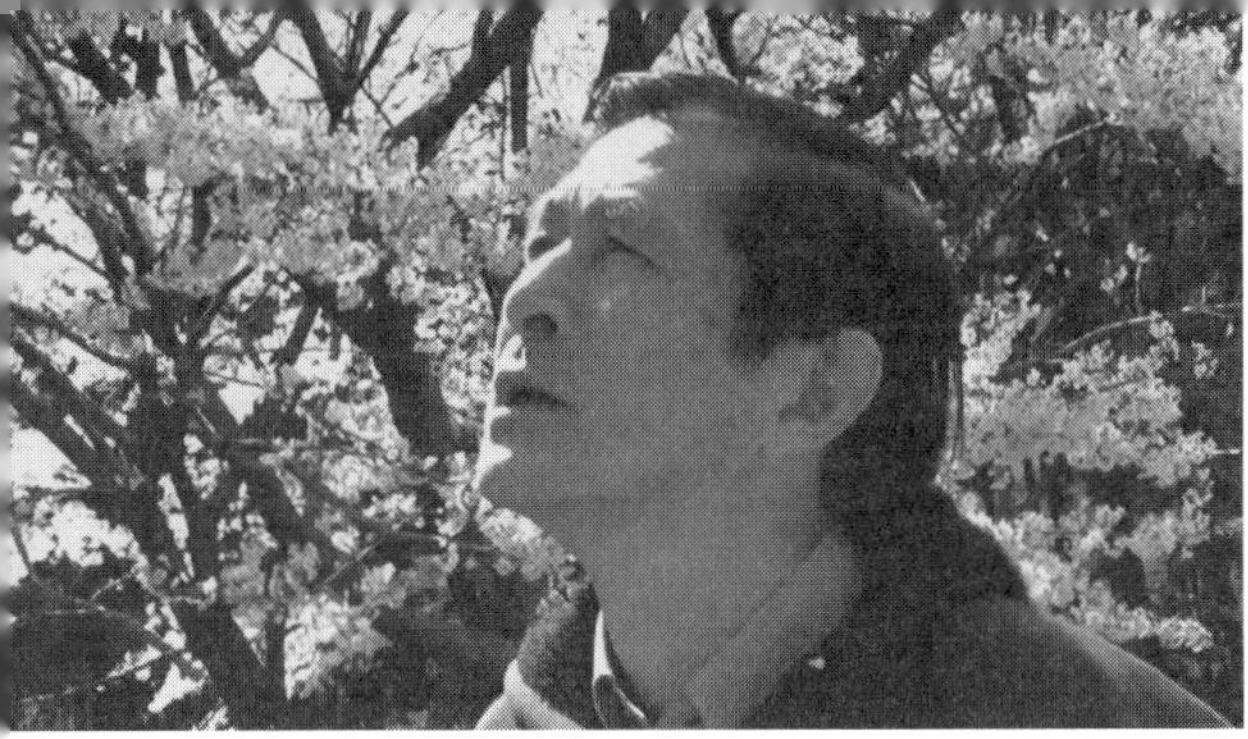

桜の木と時男さん
（NHK提供）

人の方を退院させるとなれば、一年間で約四億円の減収になってしまう。じゃ、その減収分をどうしたらいいか。医療機関として別の収益構造に転換させることができない限り、なかなか踏み出せないというのが正直なところだと思います。

時男――施設症に陥ってる人が多いんだよね。病院にいたほうがいいっていう。病院の仕組みがそういう風にしてるし、あと患者もそういう風に慣れちゃってる。

俺、ピアサポートやってんだよ。ピアサポートでは精神科病院訪問して、患者さんと話したりするんだ。長期入院経験者の俺が、患者さんに、「退院したらいいんじゃないか」って先導するんだけど、やっぱり諦めてる人が多いんだよね。入院が長すぎてやる気がなくなってるんだな。動くのが嫌になっちゃって、仕事もしたくないっていう感じでね。病院にいたら黙ってたって食事できるし、何も苦労して働くことないって。そういう考えになっちゃってるから、施設症になってんだよね。そういう人が多いんだよ。

ピアサポートは、退院した六人から八人のメンバーでやっている。相手は患者さんと精神科の職員だな。退院しても色々なことに不自由してる人がいるからね。そういうのを手助けするのが、活動の一つなんだ。

例えば、退院が決まって、グループホームとかに入居するでしょ。でも、世間のこと何もわからないし、スーパーでの買い方や電車の切符の買い方も知らない。だから、買い物に付き添ったり、切符の買い方を教えたりと、そういう手助けをしてるんだ。

病院のミーティングに参加して、患者から色々質問受けたりもしてるよ。「今どうやって生活してるのか?」「一人暮らしで不安にならないか?」なんてね。だから、俺も自分の生活ぶりを説明して、地域生活の楽しさとかも教えてるんだ。ようするに、退院を促したり、退院する気にさせる仕事だな。

それでも、「退院したくねえ」なんて言ってる人、いっぱいいるんだ。昔の俺みたいだな。

## 患者本人たちの意志が失われていく精神科病院の構造

織田——知り合いの精神科の看護師に聞いたら、大体五年がボーダーラインだそうです。入院して三年目ぐらいまでは、「出たい」気持ちがどこかあるんだけど、五年経つと大体の人が「もういいや」っていう感じになっちゃう。
時男——そうなんだね。諦めちゃうの、俺も諦めちゃってたの。入院してしばらくは何とか退院しようと思っていたよ。状態が良くなったことを訴えるために、院長にうまく描けた絵を見せたこともあった。そしたら、「君は絵がうまいんだけど、君の目はちょっとおかしいな」なんて言われて。「明日から薬変えるかな」って、そんなこと言われたんだよ。

織田——病院側が患者を「出すべきだ」と本当に思ってくれなければ、退院するのは難しい。だから、日本は平均しても二百何十日も入院してるわけです。ヨーロッパは、大体十日ぐらいかな。

時男——だから、いい先生が来ると患者が集まってくるの、みんな「退院したい」って。

織田——入院したばっかりのときは、みんな退院したくってしょうがない。三枚橋病院の石川信義先生が言ってたけど、若い頃に勤務していた病院では「退院させてください！」って、入院患者が土下座までしていたそうです。「ぞっとした」と言ってましたね。それが、入院が長くなるにつれて、だんだんそれも口にしなくなり、やがて死んだようになっていく。

時男——それが過ぎると施設症になって、心が負けちゃうんだよね。

鹿島——職員もそうですね。最初のうちはこれではまずいと思うのかもしれませんが、だんだん慣れていっちゃうんだと思うんです。番組の放送後、時男さんが長く入院していた病院の職員の方に話を聞く機会があったんですが、番組の中で時男さんに「あんなところから出られて本当に幸せだった」って言われたのが、どうもショックだったみたいなんです。「時男くんがああいうこと言うかね」って言ったんですよ。何十年も一緒にいるから、ある意味で家族みたいな感じになっているんですよね。ずっと一緒に暮らしてきたから、同じ空間の同じ人たち、同じ仲間という感覚も強かったんだろうなと思いました。

時男——蛇の生殺しを平気でやってたの。

鹿島――構造的にはそうだと思います。でも、実は彼らは無自覚的なところがあったのかもしれない。それに対する怖さも同時に感じました。患者と私たちは一緒で、人生一緒にやっていくよねという感覚が、構造の中で刷り込まれてしまっている。

織田――今の日精協会長の発言なんて、まさにそのとおりですよね。病院にいるのが一番幸せみたいなことを言っている。治療して退院させるプログラムがある病院は、そういう意味でかなりましな病院なんでしょう。

鹿島――今は、厚労省も退院させるプログラムを作れって動いているので、制度的に進めることにはなっています。実際本気で進めて実際に形になっているかどうか、結果を出しているのか、市民調査をしているＮＰＯ団体があるんです。例えば、大阪精神医療人権センターでは、スタッフが病院を訪問して、病棟の環境や地域移行への実績など様々な項目を市民の目で調べて、病院ごとに評価をまとめて冊子で発行しているんですよ。それによるといい病院っていうのは本当に少ないみたいです。でも、少なくとも風通しがいいとか、市民オンブズマンが入っているとか、そういう病院もあります。わずかですが。

織田――そもそも日本の精神科病院っていう構造が、退院させたらひと月四十万円損しちゃうわけですから、ベッドを一つ空けたら一年間に一人当たり大体五百万円の穴が開いちゃうわけですよ。問題はそこにあると思います。よほど良心的な病院という評判があっても、ちょっと信用できないなって思われてしまう構造なんですよね。

大熊一夫さんから聞きましたが、ベテルの家なんか、まず病院を信用していないそうです。ベテルのある北海道の日高地方にも精神科病院があるんですよ、でも彼らはそこの病院を全然信用していないので、お世話になるのは札幌の病院。そこにちょっとだけお世話になってるそうです。

時男——入院者はほとんど院長とか医者とか看護師の顔色を見ているよ。退院させてほしいからという理由もあるし、病院での待遇を特別に良くしてもらいたいという気持ちもある。でも、それ、病院を信用していない証拠なんだな。

織田——そうそう。信用していないから、ベテルではその対処もしていると、大熊さん、言ってましたね。かなり危なっかしい人もたくさんいるわけなので、本当に危ないときは彼らを病院に入れる。そのときは十人くらいの仲間が、一人の当事者の入退院をきちんと見守るそうです。それがあれば、仮にひどい病院に入院してしまっても、病院から連れ出すことは可能なんですよね。外側できちんと干渉する人がいれば、日本のこの危なっかしいシステムの中でもなんとか切り抜けることはできると思うんですよね。

ベテルには百人以上の患者がいて、全員が時男さんみたいなピアサポーターになっているらしい。百人のサポーターがサポートされる立場にもなるから、これは心強いですよ。サポート団体というか、一種のファミリーですね。相変わらず残る日本の精神科病院の抑圧的な体質、おまけに社会資源の貧しいシステムの中でも、なんとかやってきているのは、そういう濃厚な人間関係があるからなんでしょう。
時男——人間関係って大事なんだな。俺もそうした人間関係のおかげで、いまこうしてこの席にいるんだし。

## 根底にある患者への差別

鹿島——それでも精神科病院に入院する患者がいる、それはやっぱりこの病気の辛いところだと思います。精神疾患ですごく調子の悪いときは、本人に冷静な判断ができるかどうかなど関係ないですから、困った身内がどうしたって病院に行っちゃうんですよね。判断力っていうのは、本人の判断じゃなくて、家族の判断です。でも、家族だけで解決するのも難しいと思いますね。
織田——大阪のある知的障害者施設は、ある意味で主従関係が逆転していた。当事者十人ぐらいで囲んで職員面接をするんです。この仕事をやってどう思っているかとか、ここを改善してほしいとか、そういう当事者主体の要望などをどんどん出すんですね。しかも、そこの法人は精神科病院さえ手を焼くような強度行動障害の人を、一年半とか長いスパーンで少しずつ支援しながら信頼関係を築いて、一人でアパートで暮らせるようになるまでもっていく。そういう取り組みもやってるんです。
　僕もそのアパートを訪ねました。支援員がアパートに待機していたとはいえ、「知らない人が訪ねて来るんだからビックリするだろうな」「暴れたらどうしよう」などと少し心配でした。でも、まったく問題なかった。僕に向かって、微笑んでいたぐらいで。

時男――障害が重くても、差別とか偏見がないんだな、その法人は。でも、俺たちはどうしても差別されたよ。偏見にも晒された。お袋が死んだあと、オヤジは再婚したけど、継母が俺のことを煙たがってな。俺が退院して実家に帰れなかったのも、継母が隣近所の目を気にしたことが大きかったんだ。継母が俺の面会に来たのは、たった一回きりだよ。それも死んだオヤジの遺産の相続を放棄させるために来ただけだ。結局、遺産は腹違いの弟が相続したな。

それに、子供の頃、よく遊んだ従兄弟にも、病院から電話したんだ。そしたら、従兄弟の奥さんが「うちは関係ありませんから」って慌てふためいたように、電話を切ってしまう。精神科病院にいる人間とは関わりを持ちたくない。そんな感じだった。あんなに遊んだのに、従兄弟からの連絡も、一切なかったな。やっぱり俺って厄介者なんだって、つくづく思ったよ。

織田――以前、生活介護事業所でバイトしていたことがあったんです。そこはグループホームも複数持っていて、そこから知的障害者たちがやって来て作業してました。ところが、その施設の職員、特に社員が利用者に対して上から目線でね。ちょっとしたルール違反で、おやつを取り上げたり、買い物を禁止したり、行事に参加させなかったりと、やたらとペナルティを科すんですよ。躾や指導、更生を支援だと勘違いしてたんです。そのためには懲罰も必要。そういう考え方でしたね。

でも、あれはダメ、これもダメだと、誰だってストレス溜まるじゃないですか。あるとき、ストレスに耐えかねて、男性利用者がグループホームの料理酒一本丸ごと飲んでしまったんです。それが発覚して、彼は自分よりも年下の社員にバリカンを差し出された。「丸坊主にして、反省しろ」というわけです。

時男――ひでぇな、それ。虐待もいいところだ。

織田――まぁ、バリカンの丸刈りは何とか免れたけど、その数日後、彼は強制的に精神科病院に入れられてしまった。表向きの理由はアルコール依存症でしたが、彼は少なくともアルコール依存症じゃなかったですよ。そんな兆候なんか、まったくなかったし、性格も穏やかで、暴れたことなんか、ただの一度もない。だから、強制入院の措置は完全な懲罰でしたね。

鹿島――彼らを「劣った人」と見てるんですかね。

織田――そうだと思います。だから、グループホームでも一歩も外に出してもらえなかった。「何をしでかすかわからない」と思い込んでいたんですよ。実際、グループホームの壁に「何を言われても絶対、外には出さない。利用者はまさかの行動をとります」という貼り紙もありました。

時男――昔の俺みたいだな。まるで籠の鳥だ。

織田――病院の閉鎖病棟と大差ない。いまはノーマライゼーションなどと叫ばれてるけど、差別意識というのは、それほど人間の心の深くに刻まれているんだと思います。福祉の人間でさえ、そうなんだから。

そういえば、津久井やまゆり事件のとき、ある福祉法人が「障害があるなしにかかわらず、みんなが共生できる社会を目指す」という声明文を出したんですよ。そしたら、賛同するメールに混ざって「何をふざけたこと言ってるんだ！」みたいな抗議のメールもたくさんきたって。だから、僕はいつも思うんですよ。彼らに対して自分がいったい何を考えているのか、どう感じているのかを、常に内省的かつ正直に、自分に対して問いかけていなければならないって。例えそれが負の感情であっても、自分の中の正直な感情を認めない限り、こうした差別や虐待はなくならない。認めるからこそ自分の感情をコントロールできるのであって、認めようとしないで封印してしまうから、同じ事を繰り返してしまうんです。

## 「本人が困っていること」をサポートしなければ、普通には暮らせない

織田――差別や偏見もあるけど、いまの精神医療、まあ障害者福祉もそうだけど、「とにかく保護しなきゃいけない」「何かあったら困るので行動を制限しよう」って観点が、まだまだ強く残っています。

鹿島――今は、リスクをなるべく減らそう社会じゃないですか。子供が転んでも怪我しないような場所でしか遊ばせないとか、絶対にリスクを許さない、リスク発生を可能な限り減らす社会。世の中全体

がそうなっていますよね。
織田――それがいきすぎると、生きる幅までがめちゃくちゃ狭くなっちゃう。
鹿島――かつて患者の収容政策、閉鎖病棟の反省から、一九七〇年代に、病棟に鍵をかけない「開放病棟」を作ろうという開放運動が一部の精神科病院で盛んになりましたけど、そのときの考え方は、患者を外に出すかもしれないというリスクも抱えながら、患者の自由という人権を守っていこうという抱き抱えの思想ですよね。
石川信義先生は、解放運動のリーダー的存在でもありました。取材したことがあるんですが、毎日のように患者を外に探しに行っていたと言っていました。群馬の太田市から新宿の歌舞伎町まで探しに行ったこともあるそうです。迷惑がかかってもいいから、そういう事も含めて患者を信じることで、患者を外に出していた。お互いの信頼関係の中で、ときにリスクも抱えながら、共に生きていく。今の時代はそうではなくて、監視という権力行動に落とし込んでノーリスクにする時代になってしまっていっているような気がします。
織田――日本は二〇一四年、国連の障害者権利条約に批准したけど、障害者権利委員会でも、そういう日本の在り方に警告を鳴らしてますね。パターナリステック・アプローチ。一般的にはパターナリズムと呼ばれるもので、これは父権主義を意味する。ようするに「お前にとって一番良いことは、俺が知っている。だから、俺の言うことに黙って従え」というわけですね。

権利委員会では、こうした日本の押しつけ的というか、家父長的で監視的なやり方を問題視し、その改善を勧告している。権利の侵害に当たるとしているわけですね。

**時男**――たしかに、そうだよなあ。俺だって入院しているとき、自分のことを自分で決めたこと、まったくなかったもの。全部、医者とか主治医に決められていた。いま考えたら、つまらない人生だったな。それが、退院して地域で普通に暮らすようになって、色々楽しい経験しているうちに、考え方が変わってきた。自分で決めて、自分で行動することの大切さだよ。あるとき、こう決心したんだ。「これからは、他人の言いなりにならない」って。

**織田**――イタリアの精神医療を改革したバザーリアも、その辺を見据えていたんだと思う。「治るまで病院に入る必要はない。治らなくても地域で普通に暮らすことができる」みたいなことを言ってますね。大切なのは、それを地域で支えるシステムだ、と。

**鹿島**――医者一人が全てを決定しているわけじゃなくて、様々な職種の人が同様の意見を言える場の中で、患者さん本人が中心にある（パーソン・センタード）ケアを決めていくということも重要ですよね。ヨーロッパ、とくに北欧の精神医療福祉で取り入れられている手法の「オープンダイアローグ」では、患者さんがどうしたいか、本人の意向というものがまず中心にあって、医者、福祉、看護、地域ケア担当者などがみんなで輪になって座って、今後のケアの体制や方針を決めていく。場合によっては医者より福祉の人のほうが、立場が強いぐらいに発言しているんじゃないですかね。

織田――かつて世に跋扈《ばっこ》していたのは、医療モデルでした。でも、医療モデルは病状だけ診て、その人自体は見ませんでしたからね。その批判から医療モデルが社会モデルへと変わって、いまは当事者主体の人権モデルに変わりつつある。でも、日本の福祉はまだまだ、そこまで到達していない。

鹿島――ですから、医療モデルじゃなくて、本人の生活を中心としたモデルを、福祉の中に置いていくことですよね。在宅医療もそうですが、むしろ当事者目線に立つ福祉の視点のほうが、本人の幸福に直結する問題として重要なことも多いんです。

織田――特に北欧諸国は、すでにそれを実現していますね。それに比べたら、日本は相当遅れている。

時男――そういう意味じゃ、俺は幸せだな。こうして多くの人から理解されて、応援されているんだから。織田さんには、上京するたびに、浅草駅まで迎えに来てもらってるし。

織田――電車乗り継いで上野まで来てくれって言っても、時男さん、来ないんだもの。

時男――だって怖いんだよ、浅草駅から動くのが。どうしても動けない。十代の頃は家飛び出して、散々全国を放浪していたし、病院では二回も脱走したのにな。今はどうも臆病になっちゃって（笑）

織田――それも、長すぎた入院の影なのかもしれないね。

4章

# トリエステ精神保健改革から学ぶこと

大熊一夫

## えっ！精神病院がない？ホント？

イタリア精神保健の最大の特徴は、一八〇号法という法律（一九七八年制定）で精神病院の全廃を決めて、それを完全に実行したことです。日本でよく口にされる「病床の漸減」「ダウンサイジング」とは決定的に違います。精神病院を、本当に廃絶したのです。こんな廃絶例は世界にありません。

精神病院を牢屋っぽくしている最大の原因は、病院で働く精神科医が患者を閉じ込めたり身体を縛ったりすることができる、あの特権です。日本の場合、今でも、この特権は、精神保健福祉法という法律で認められています。日本の精神科医は「治安の責務」を負っているのです。警察官や検察官が刑法犯を逮捕することができる特権に、大変よく似ています。

ただし、精神科の場合は「治療」という美名にくるまれているので、治療とは無縁のはずの乱暴さ野蛮さを、社会が見誤ってしまう傾向にあります。日本人の多くが、牢屋を治療装置と勘違いしているのです。壮大な勘違いです。今精神病院で行われている「閉じ込める」「縛る」は、牢屋の中で起きている暴力です。四十年も幽閉されていた伊藤時男さんのことを考えてください。時男さんが精神科的な入院治療を必要とした期間なんて、多く見積もったって、せいぜい数週間でしょう。それは、時男さんの入院時のカルテを見れば誰でもわかります。

ということは、時男さんは、病院とは名ばかりの、監獄に準ずる場所に四十年も入れっぱなしにされていたのです。そして、こんなケースは今の日本では例外なんかではない。現状の三十万床のかなりが治療装置でないことは、入れられた人の眼で見れば明らかです。

こんな精神病院大国の日本と対極にあるのが、イタリアのトリエステだと、今の僕は確信しています。

実は、この僕も、一九八五年、つまり『ルポ・精神病棟』を書いてからの十五年間というもの、精神病院は無くせるものだなんて、夢にも考えませんでした。いやーな場所だけど、社会的には必要なのではないか、必要悪なのではないか、と漠然と考えていました。アホなことに、地獄の精神病棟を天国の病棟に変えよう、なんて大真面目に考えていました。

ところが一九八五年の秋に、『自由こそ治療だ』という翻訳本が悠久書房から出版された。翻訳者は、群馬県の西毛病院という精神病院の副院長だった半田文穂さん（今は群馬県安中市で地域精神保健を実践中）でした。そこには、「イタリアは精神病院を全廃するための法律を一九七八年に作った」「その先頭を切ったトリエステは、一九八〇年には精神病院を完全にやめて、患者たちの人生が地域精神保健サービス網で支えられている」というようなことが書いてある。「精神病院なんかもう古いんだよ」、という本だったのです。

スイスのドイツ語圏の女性ジャーナリストのトリエステ精神保健レポートでした。これを読んだ僕は、頭に血が上り、すぐに、イタリア行き決行だ、となりました。当時の僕の職場は週刊朝日でした。編集長に、「イタリアは精神病院をなくそうとしています。大ニュースですよ。確かめに行きたいのですが」と、いささか興奮気味に出張を願い出ました。

しかし「そんな大ニュースなら、特派員が書くだろう」と言われ、出張願いは相手にされませんでした。仕方なく、年休を一カ月ほどとって、自費で出かけることにしました。

イタリアに知り合いもいなかったので、東京でイタリア語通訳を四十万円で雇い、航空運賃もホテル代も僕持ちという条件で、同行してもらいました。ジャーナリストの僕の眼だけでは心もとないので、同行の士を募りました。開かれた病棟で一世を風靡した三枚橋病院院長の石川信義さん（故人）、例の本の翻訳者である半田文穂さん、東大医学部を出たばかりの若手・梶原徹さん（故人）、滝川牧人さん。四人の精神科医がいっしょに行くことになりました。一九八六年一月でした。

ミラノ、ナポリ、アレッツォと見ましたが、まだ精神病院は残っていました。しかし最後に訪れたトリエステは、もう精神病院が完全になくなっていて、患者たちは地域精神保健サービス網に支えられて、普通の市民生活を送っているのが、わかりました。

でも、一回見ただけで、理解できるはずもありません。その一九八六年には、石川さんと再びトリエステを訪ねました。以来、僕は二十回以上もトリエステを訪ねているのですが、トリエステは僕の期待を裏切りません。そしていつしか、「ああ、ここには『ルポ・精神病棟』の解決編がある」との確信を抱くようになりました。

## はじめから精神病院を壊すつもりの院長バザーリア

イタリアの精神保健改革の父である精神科医フランコ・バザーリアは、今から六十年以上昔の一九六一年に、精神病院という場所が、実は治療とは全く無縁の収容装置であることを見抜いて、だから運動の最初から、精神病院をぶち壊すことを考えていました。

ヴェネツィア貴族の家系に生まれたバザーリアは、パードヴァ大学医学部で精神医学を学びます。現象学や実存哲学に傾倒する議論好きの学徒で、あだ名は「哲学者」。反ファシスト運動を担いでヴェネツィア刑務所に投獄されたことがあって、屈辱の幽閉生活を体験します。後に精神病院長になって、精神病棟が監獄と全く違わないことに気づきます。

三十七歳の大学助手バザーリアは、教授から疎まれて、トリエステの隣の県にあるゴリツィア県立精神病院の院長ポストを勧められました。象牙の塔にこもっていた学徒は、精神病院が監獄のようなところだとは全く知りませんでした。そこで、就任を受けるかどうか決める前に、全病棟の実態を把握しようと決意してシーツ回収人に化けて、病棟をくまなく観察した、という伝説映画が残っています。

こうして、大学教授への道に未練を残しつつも、院長ポストを引き受けますが、かれは、最初から精神病院をつぶす覚悟で赴任したところが、見所です。

一九六〇年前後というのは、欧米の精神科医たちが、精神病院に疑問符をつけて、精神病院に代わる方式を模索し始めた時期です。英国ではマクスウエル・ジョーンズやデービッド・クラークといった世界的著名精神病院長が精神病棟を開放し、その一方で患者の自己決定や平等性を大事にした「治療共同体」と呼ばれる居住スタイルを試みたりしています。バザーリアは治療共同体に着目して、マクスウエル・ジョーンズのもとに勉強に行ったという記録もあります。

米国の精神科医たちも、自国の巨大州立精神病院を見限りました。国をあげての大調査が行われ、一九六三年冬のケネディの「精神遅滞と精神病に関する一般教書」として実を結びます。

ケネディ大統領は大収容政策の誤りを認め、地域精神保健時代の到来を宣言しました。しかし同年五月に暗殺されてしまいます。ベトナム戦争の激化や民主党から共和党への政権交代もあって、この国の地域精神保健サービスは今日まで不完全燃焼のままです。

そのころの日本は、世界の流れに逆行して、収容主義に走り始めます。(世界で日本だけが右肩上がりで精神病床を増やして来たＯＥＣＤの統計に基づいた有名なグラフがあります。Ｐ１５２)

厚生省が「医師は他科の三分の一でいい、看護師は三分の二でいい」という医療法の精神科特例を発布した時期、あの精神病蔑視政策を大々的に始めた時期です。

さて、イタリアの精神保健改革は、バザーリアという精神科医抜きには語れません。これまで語られてきた人物像からすると、稀代のカリスマだったことがうかがわれます。彼のことを、ドン・キホーテ

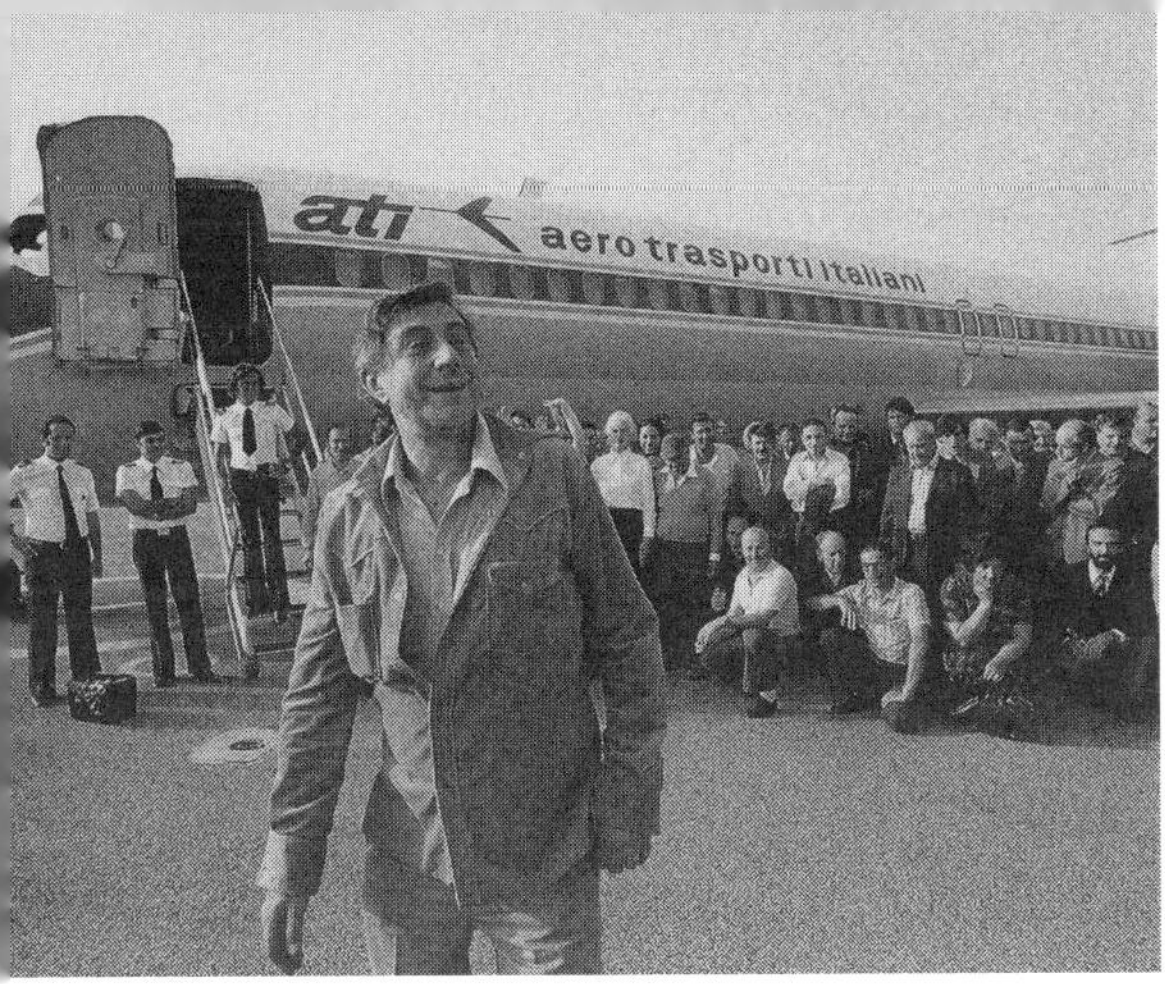



バザーリアと 100 人の入院者たちの夢の遊覧飛行（1975 年）クラウディオ・エルネ撮影

とロドモンテ（イタリアの長編叙事小説に出てくるサラセンの猛者）とミュンヒハウゼン（ほら吹き男爵）を併せ持つ人物、と評したのはバザーリアの友人ジョルジョ・ビニァーミ医師でした。夢想家で、人の心に飛び込む術に長けていて、破天荒な言動で世間を引っ掻き回す……そんな様子が浮かんできます。

バザーリアからトリエステの指導者役を引き継いだ精神科医フランコ・ロテッリ（初代精神保健局長、フリウリ＝ヴェネツィア・ジュリア州議会議員で議会厚生委員長、二〇二三年三月に死去）の語るバザーリア像が秀逸なので、拙著『精神病院を捨てたイタリア 捨てない日本』（岩波書店）から抜き出してみます。

「バザーリアの思索の豊かさには、誰も追いつけません。世界の偉人と肩をならべる思索の巨人でしょう。バザーリアの仕事に向き合う姿勢は倫理的にきわめて厳格です。自分に責任のある全てのことに罪を感じる人、とにかく超のつく罪を感じる人でした。何でも正面からまともに受けとめて、あらゆる問題を問題化する。前日に決めたことを翌日は振り出しに戻して、議論し直すこともしばしばです。今決めたことでも、いつも問いを残しました。『きみはどう思う？どっちがいいと思う？』とね。だから、我々はだれも安心させてもらえませんでした」

「最後の決定に至るまでが長いのです。会議、会議、会議です。朝の七時から夜中まで働き詰めでしたが、仕事の合間に会議、また会議です。彼も私たちも私的な時間などありません。いったん決まっても、次の日はまた議論が蒸し返され、それが新しい問題へと続いてゆくのです。でも、若者に意見を押し付けることはしません。諭す調子でもありません。共に働く相手とは対等な関係で、対話を大事にして、苦悩や不安を分かち合うのです。しかし、彼の批判は鋭くて論理的でした。私も、ずいぶん彼とは言い争った。もちろん弁証法的な対話、別の視点を意識しながらの対話です。そうやって、一緒に働く者たちをダイナミックに動かし、仕事が無気力とは無縁に進んでいったのです」

「彼は、批判されようが抵抗されようが、その相手を敵とはみなしません。敵だから、という態度を決してとりません。味方も敵もなく、誰とでも議論をし、何を言われても、まともに答えようとするのです。彼は共産主義者ではなかった。ソチアリスタ・リベルタリオ（socialista libertario 自由主義的社会主義者）だった。いつも冷めていた。共産党には近い立場で、いつも連帯を追求していました」

「バザーリアは有能な政治的調停者でもありました。政治家と妥協する高い能力を持っていました。進むべきか退くべきか、の判断に長けていました。自由を溺愛し、規制や形式には苦痛を感じ、自由を邪魔する者にはとことん抵抗する。俗人・俗物は大嫌いで、いつも貴族的な態度でしたね。教養あふれた裕福な家庭に育ったためでしょう。彼は、文化活動では常に一流を要求しました」

「バザーリアが、精神病院はなくてもやっていける、と考えだしたのは、一九七四年か七五年のころでしょうか。僕は、彼よりちょっと前に、そんな気持ちになっていたかもしれない。しかしバザーリアも僕も、こんなに早くマニコミオをなくす法律ができてしまうとは、思わなかった」

ゴリツィア県立精神病院の院長になったバザーリアは、まず、闘う同志を集めます。精神科医、臨床心理士など約十人が同病院に集結します（一九七〇年代になると、その同志たちは北イタリアの都市に散って、トリエステと並行して改革に邁進した）。こうしてまずは、病院内の自由化・人間化に着手したのです。

彼は、自己表現や自己決定の術を奪われて〝物体化〟してしまった入院患者たちを普通の市民に戻すために、「アッセンブレア（職員を交えた大集会）」を頻繁に開きます。不平・不満・糾弾なんでもありの、自由味あふれる集会でした。

はじめは取り留めない発言を繰り返す患者たちでしたが、やがて有能な司会者や書記が登場します。

発言のおぼつかない仲間を助太刀する者まで現れます。精神病棟に長年とどめ置かれて〃物体化した患者〃は、たとえ退院を勧められたとしても尻込みします。これを施設症候群といいます。アッセンブレアは施設症候群からの離脱に極めて有効でした。バザーリアたちは、これを精神病院解体のための重要儀式と位置付けます。

バザーリアは、精神病院を解体するためには、精神病院の住民がどのくらい虐げられた生活を送っているかを国民に知ってもらう必要があると考えます。一九六八年になると、精神病院の実態を国民に暴露する戦術に出ます。国営放送ＲＡＩの著名映像作家でジャーナリストのセルジョ・ザボリに病院内を徹底的に撮影させて、ドキュメンタリー番組「アベルの園」を作らせます。アベルとは、旧約聖書の冒頭で兄のカインに殺される弟のことです。社会的な死を宣告された人々の象徴というわけです。

セルジョ・ザボリは後年ＲＡＩの会長になります。さらには上院議員になってＲＡＩ監視委員会の委員長になります。バザーリアが、このようなジャーナリストの重鎮を早い時期から仲間に引き込んで改革を進めたところが、見所です。

次に、自分が院長を務める精神病院、さらには他県の精神病院について、著名カメラマンのカッラ・チェラーティとベレンゴ・ガルディンの二人に頼んで、患者の拘束衣姿だの汚れたトイレだの、微に入

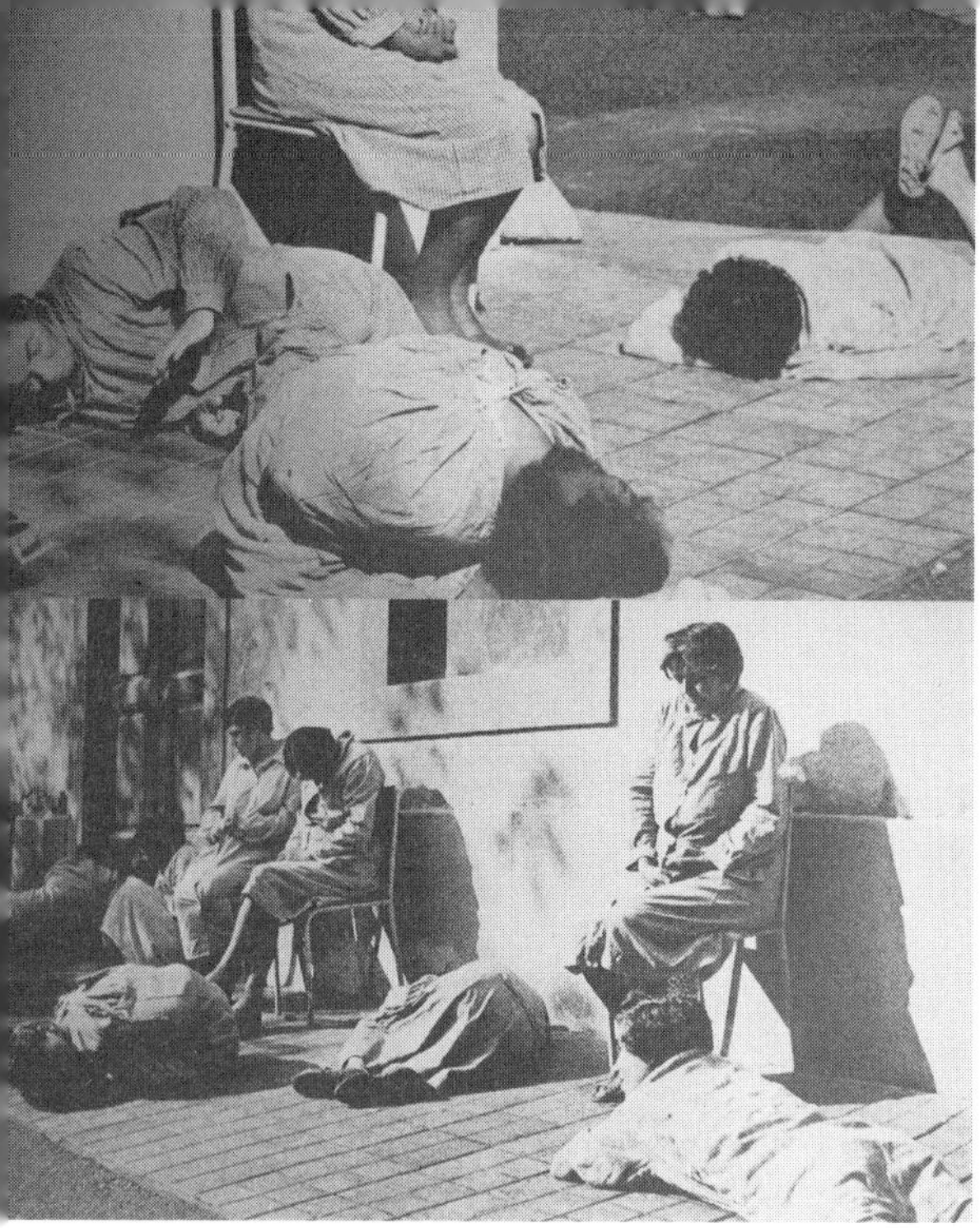

写真集「Morire di Classe」より

り細部を穿つように撮影させ、写真集「Morire di Classe」（ある階層に貶められて死にゆくこと）を出版します。文章はバザーリアが書きました。この写真集には、拘束衣で身動きが取れなくなって庭に放り出されている入院者がたくさん登場します。これを見れば、一九六〇年代のイタリアの精神病院が「世間から見捨てられた人々が集められた収容所」であったことが理解できます。トリエステは、こんな阿鼻叫喚の「底辺」から立ち上がって、今や世界の見本といわれるような地域精神保健サービス網を築いてゆくのです。

さらに、著書「否定された施設」を執筆し、これは一年間で五万冊も売れました。バザーリアは、もうチェ・ゲバラと並ぶ、有名人でした。しかし一九六九年、外泊患者が妻を殺害するという悲劇が起きて、「バザーリア院長の思想が殺人事件を引き起こした」と言われ、彼も被告席に立たされてしまいます。無罪となったものの、ゴリツィアを去らざるを得なくなってしまうのです。

## トリエステは精神保健革命のルツボに

一九七一年、隣のトリエステ県の代表（日本の知事に当たる人物。イタリア中央政府から派遣された「知事」がこれと並んでいた）であるキリスト教民主党の代表ミケーレ・ザネッティが「県立サンジョヴァンニ病院の院長になってほしい」と懇願。バザーリアは「カネは出すが口は出さない」を条件に受諾。ここから、トリエステ精神保健革命が始まるのです。

一九六八年当時は、世界中で学生運動の嵐が吹き荒れていました。パリでは革命を叫ぶ学生に呼応する一千万人のゼネストがありました。日本でも東大の安田講堂が学生に占拠され、大学教育は一年間麻痺しました。イタリアでも、北部トレントの大学から火の手が上がって、それは燎原の炎となります。

ゴリツィア県立病院を追われたバザーリアは、ニューヨークの精神保健センターに留学。しかし故ケネディの演説とは全く別物の精神保健が展開されているのを目の当たりにして失望します。帰国してレッジョ・エミリア州のパルマ大学医学部で教鞭をとり、その傍らパルマ県立コロルノ精神病院の院長になります。しかし職員組合と衝突したり、県当局に邪魔されたりで、うんざりしていた、そんな時期に、トリエステの院長にスカウトされます。

この時代のバザーリアはもう時代の寵児でしたから、社会変革を求める学生たちが、バザーリアの行動に共鳴してトリエステに大集結しました。バザーリアはこの若者たちの中の特に研修医に着目します。

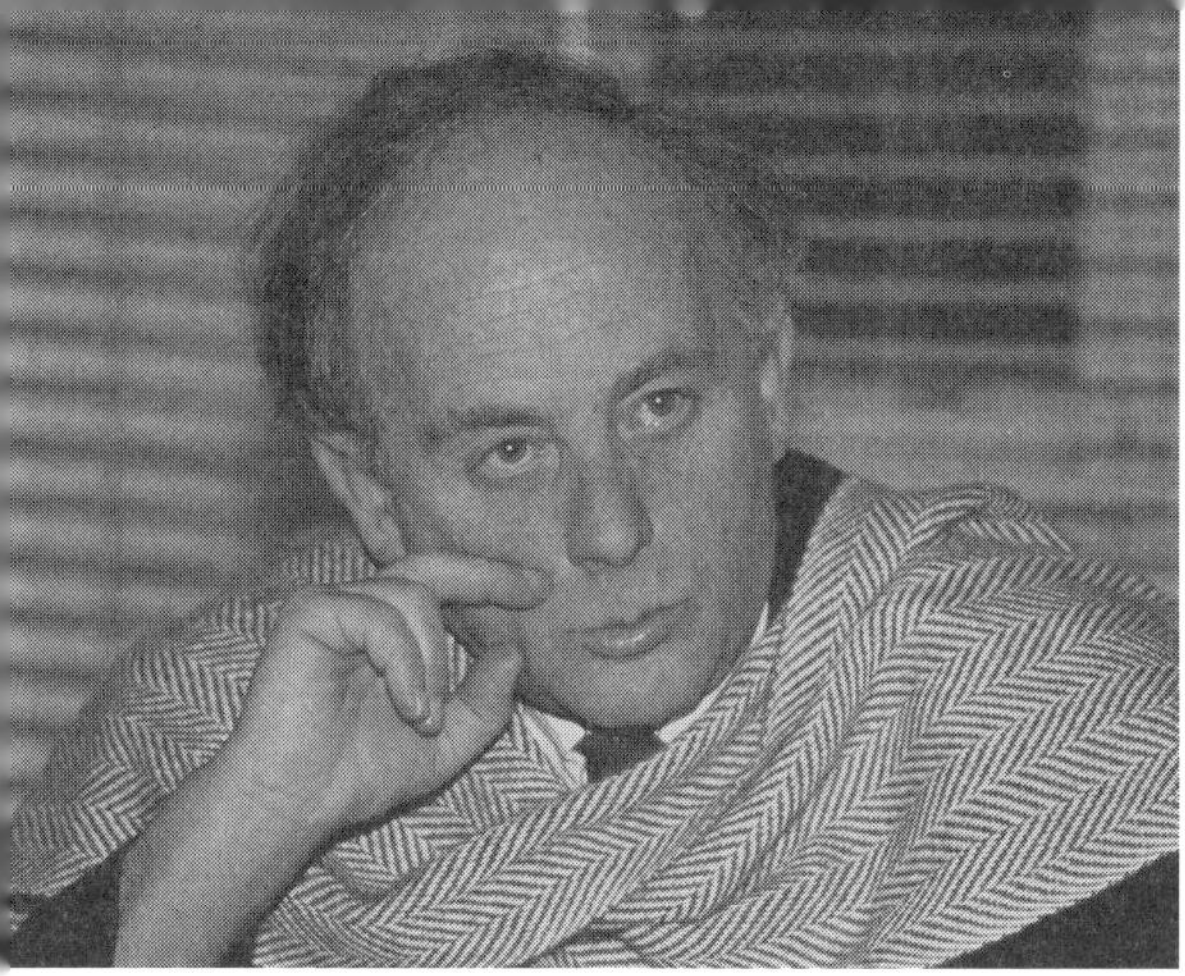

バザーリアの一番弟子フランコ・ロテッリ

当時、医師が十二人不足していたのですが、彼は、精神病院の色に染まった医師を採用する気は全くありませんでした。十二人分の医師の人件費を奨学金に変える案を県代表のザネッティに承諾させます。この研修医たちを先頭とする若者集団が、トリエステ革命の実働部隊になったのです。若者たちの合言葉は「De=istituzionalizzazione（脱施設化、脱体制化、脱制度化）」。社会学者ゴッフマンのいう「アサイラム」そのものであるマニコミオ（精神病院）の人間化、古い精神病院体制の打破、といった意味です。

バザーリアの一番弟子ともいうべき初代トリエステ精神保健局長のフランコ・ロテッリ、二代目のペッペ・デラックア、三代目のロベルト・メッツィーナ、この三人は皆、研修医上がりです。この連中が獅子奮迅の大活躍をして、トリエステ革命が成就できたのです。

一九七〇年のころは労働運動も盛んでした。バザーリアたちは「民主精神医学」を結成します。一般労組、左翼系裁判官、政党、はてはサルトルやラッセル法廷まで巻き込んだ大運動体でした。一九七三年、ゴリツィアで第一回大会が盛大に開かれました。この運動体の力は、精神保健の枠を超えて、イタリア社会を揺さぶります。

当時のイタリア社会はリベラルな空気にあふれ、障害者の統合運動やフェミニズム運動が高揚して、精神保健以外の改革も進んだ、そんな時代です。

しかしトリエステ県では一九七七年、ザネッティのキリスト教民主党が政権の座から降りることが確実となりました。

バザーリアとザネッティは大勢の記者を前にして、「県立精神病院をこの秋に完全閉鎖する」と宣言し、政権が代わっても後戻りしにくいように手を打ちます。

国政の場では、キリスト教民主党が得票率三十七％で政権につき、第二党のイタリア共産党が三十四％で閣外協力。この時代は、今ではモメント・フェリーチェ（幸福な時）と言われます。ＷＨＯは一九七三年以来バザーリアの仕事を高く評価して、強力な後ろ盾となってきました（トリエステ精神保健はＷＨＯの推奨モデル）。バザーリアと同志たちは、合言葉通り、重い精神疾患の人々も精神病院を使わずに在宅で支え得ることを実証します。これが、政治家や政党に対して大きな説得力となったのでしょうね。こうして、精神病院を全廃する法律の制定の機運が熟したのです。

ここで注目するべきは、バザーリアの飽くなき説得力です。彼は、全ての政党の党首と会って、精神保健改革の必要性を説きます。のちにバザーリアは、こんな言葉を残します。「大事なのはVincere（勝つこと）ではなくてConvincere（説得すること）だ」。イタリア語ではvincere（勝つ）という単語にconがついてconvincereになると「説得する」という意味になります。このバザーリアの言葉を僕流に解釈すれば、「我々は権力者に打ち勝って権力者になることは難しいが、権力者を説得することはできるのだ」ということかと思います。

国の政権は一九七八年中に新しい医療法を制定し、医療法の中に新精神保健法を組み込むつもりでした。しかし急進党という知識人に人気のある小政党が、旧来の精神保健法の存続の是非を問う国民投票を呼びかけ、署名を集め始めます。当時、アルド・モロ首相の誘拐事件（のちに遺体でみつかる）が起きて、世相は暗転しています。国民が、古い精神保健法を支持する可能性も出てきたのです。政府は、新精神保健法だけを切り離して、急きょ一九七八年五月の国会へ提案し、成立させます。これが革命的な精神保健法の一八〇号法（バザーリア法）と言われるものなのです。

一八〇号法とその関係州法には、患者の自主性尊重、精神病院の漸次廃止、精神病院に注がれた全人材の地域精神保健サービスへの移行、精神科医を治安の責務から解放、などの革新的内容が盛り込まれました（一九九九年三月、保健大臣はイタリアから精神病院が消えたことを宣言）。同年十二月には新医療法（八三三号法）が制定され、一八〇号法はこれに組み込まれます。だから正確には、独立した新精神保健法はイタリアには存在せず、今も八三三号法の一部分をなしているだけなのです。精神保健法が軽くなったから、こんなことができたのでしょうね。

この新医療法により、イタリアは約百六十の区画に分けられて地域精神保健サービスの土台ができます。それぞれに保健公社が設立されて、区域内に住む市民の全精神保健ニーズに応えるようになります。

公社は州の管理下に置かれました。ちなみに私たちが「トリエステ精神保健」と呼んでいるのは、正確には、フリウリ＝ヴェネツィア・ジュリア州トリエスティーナ1医療公社精神保健局のことなのです。

一九八〇年、トリエステ（県）の精神病院は完璧に機能を停止。世界で初の精神病院のない町が登場することになります。代わって、精神病院を使わない地域精神保健サービス網が完成します。

しかし、この年、バザーリアは脳腫瘍で他界します。

## 精神病院に代わって地域精神保健サービスの時代

法制定後、二十年の歳月をかけて精神病院を消滅させたイタリアは、精神病院に代わるツールとして、地域精神保健サービス網を構築しました。これは、日本が学ぶべき最重要のポイントです。

イタリア全土は、今百六十三地区に区割りされて、各区に精神保健局が置かれ、地区住民の精神保健の全ニーズに応えています。精神科のベッドとして、総合病院に最大で十五床以下の設置が認められ、二〇一九年、二百八十五病院で合計三千六百二十三床が稼働しています。三千以上の居住施設や準居住施設には、三十万人以上が暮らしています。国全体でみると、八十万を超えるメンタルヘルスの問題を抱えた人々を、三万人を超える職員が支えています。

日本の精神病床はざっと三十万です。日本の人口の約半分のイタリアは、精神病院最盛期に十二万以

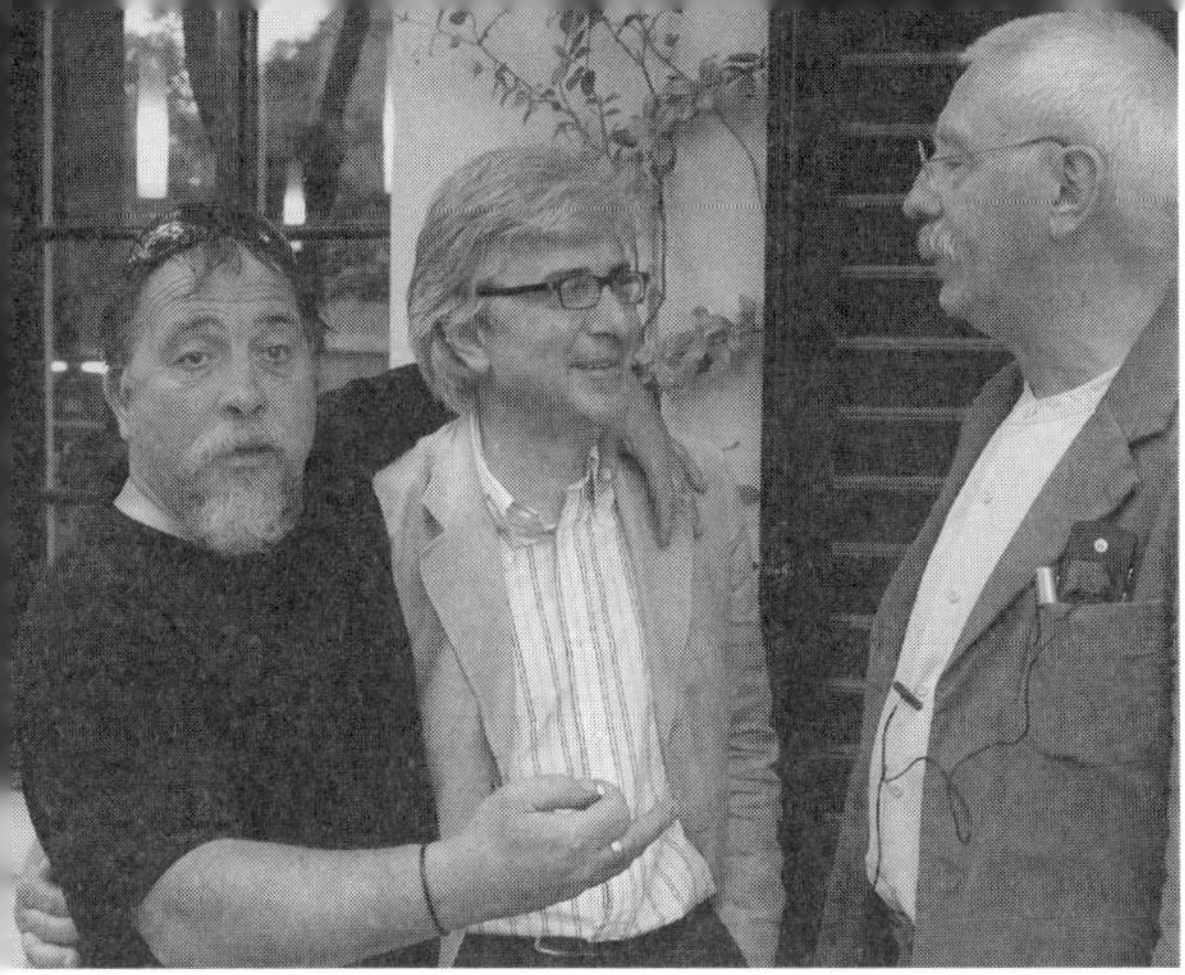

キミボクの仲がトリエステ流
（右の２人が医師）

上の人々を収容していましたが、精神病院が消滅した今、とにもかくにも、精神疾患を抱えた人々が普通の市民生活を享受することができるように変わったのです。

もちろん、イタリア精神保健サービスにもたいへんなデコボコがあります。例えばトリエステ精神保健局長は、「うちでは一九七八年以降、患者を縛ったことはないし、縛る道具を目にしたこともない」と断言します。そしてトリエステに同調して、「うちも縛りませんよ」と宣言する精神保健局はイタリア全土で二十ほどあります。つまり、身体拘束を本気でやめる気構えの精神保健局は、たったの百六十三分の二十なのです。

イタリアの先頭を走るトリエステの精神保健改革は、かれこれ六十年以上の戦いを担った人やそのＤＮＡを引き継いだ人々の努力の成果ですが、イタリアの多くは、一九七八年の新法に引きずられた後発部隊です。気構えや技量に温度差があります。それに、イタリアの今の政権は精神保健に理解があるとは到底言えませんし、二十州の州政府は右寄り気味です。精神保健の世界は、国全体が予算的に苦境に立っています。

でも、精神病院があるかないかは、天と地のようなえらい違いです。

これは、アウシュビッツのような強制収容所を完全に葬り去るか、一部を残すのかの違い、と言ったら分かりやすいかもしれません。

僕は「精神病院のない社会」を熱望して、運動をしています。

二〇一七年一月二十七日、トリエステ中心街にあるフリウリ＝ヴェネツィア・ジュリア州議会で、「マニコミオの歴史は完全に終わった」と銘打つ式典が執り行われました。同州内のウーディネ、ポルデノーネ、ゴリツィアの都市も、二〇世紀の終わりまでに精神病院のない町に生まれ変わります。

しかし……罪を犯した精神疾患の人々を収容する司法精神病院の問題だけは、未解決でした。

イタリアの上院は、二〇一五年三月末日で全国に六か所あった司法精神病院を完全に閉める法律を可決しました。全国約千五百人の被収容者が、それぞれの出身州に振り分けられたのです。この約半分は、州内の地域精神保健サービスに吸収され、残りの半分は、州内に新たに設置されたRems(Residenze per l'esecuzione delle misure di sicurezza、「安全措置を実施するための館」)という名の保安施設に収容されました。

Remsは、州によって監獄型からホテル型まで色々です。トリエステは「五つ星ホテル」型。四十年も前から拘置所・刑務所への訪問診療をやってきたおかげで、トリエステから司法精神病院へ送られる人は毎年ほぼゼロ。そして、同州内のウーディネ、ポルデノーネ、ゴリツィアのRemsも、トリエステになってホテル型です。

かくして、同州内に限って言えば、百五十年以上続いた精神病院の時代は終焉を迎え、州代表やトリエステ精神保健関係者の面々が、それを祝ったのが「マニコミオの歴史は終わった」の式典です。これはバザーリア革命の中間報告と言えるものです。


トリエステ精神保健の特徴をおさらいすれば、こうなります。

まず第一に挙げるべき特徴は、精神病院を完全に葬り去ったことでしょう。かつては千二百床のサン・ジョヴァンニ病院と呼ばれた県立精神病院が一軒、この二十四万都市にありました。でも今はもう精神病院と名がつくものが一床もなくて、名前も「サン・ジョヴァンニ公園」です。

精神病院に代わる精神科的に特別なベッドとしては、
・四つの精神保健センターに二十六床
・総合病院に六床（センターの下部組織として機能）
・医師・看護の厚いケア付きグループ住宅三十五床（旧病棟の格別障害の強い患者等はここに）合計六十七床（二〇一五年資料）
たったこれだけです。大半は、軽い支援のグループホーム、数人でシェアするアパート、一人暮らしのアパート、実家などで暮らしているのです。

第二に挙げるべき特徴は、「絶対に縛らない」「絶対に閉じ込めない」ことでしょう。ベッドのある部屋にカギをかけません。「自由こそ治療」がトリエステ精神保健の合言葉です。バザーリアとその同志たちは、「精神病棟に閉じ込めて物のように扱ったのでは治療にならない。治療というものは患者と職員に十分なコミュニケーションがあってこそ、成立するものなのだ」と言います。

第三に挙げるべきは、クライシス状態の患者を見捨てないことでしょうか。精神保健センターは、予約なしでだれでも受け入れます。三百六十五日、二十四時間、休みなしです。クライシス状態の人が現れると、二十四時間以内に対処チームを編成します。本人がセンターに来てくれないときには、職員のほうから出動します。自宅、職場、バール、どこへでも出向きます。「当人にとって大切な人物」を探して、接触します。なぜクライシスは起きたのかを検討します。必要なら、親と離れて、センターのカギのかからない部屋に泊まってもらうことも勧めます。クライシスのケアは、継続的です。日本みたいに精神病院の保護室に打ち捨てられるということはありません。

さて、第四の特徴。職員側の行動が、「とりあえず病気は脇において、本人が一番困っていることの解決にとりかかること」でしょうか。当人が一番困っていることをサポートしてこそ、支援者である、と考えます。

これが、トリエステ流です。日本の精神病院に頼ったやり方とは一八〇度も違うのをわかっていただけたと思います。

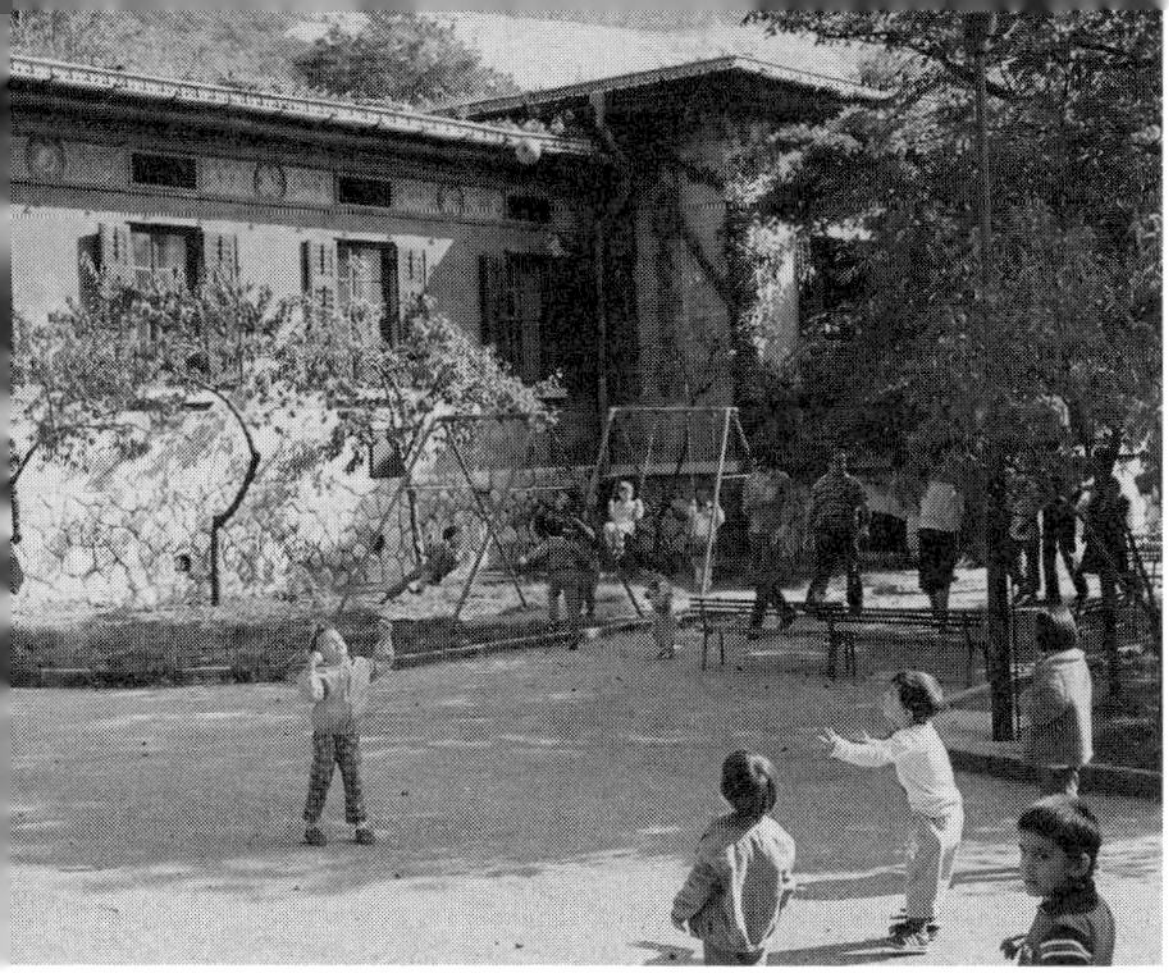

閉鎖病棟が幼稚園になっていた（1986 年）

故・ロテッリは「精神保健改革には精神科医・政治家・ジャーナリストの三本柱の力が必要だ。この三者のどれか一つが欠けてもうまくいかなかっただろう」といつも話していました。ほんとに、その通りです。ジャーナリストの端くれとしては、命の続く限り頑張らなければ、と思います。

これで、僕の講釈を終わります。

あとがき

# 想像力と度胸に裏打ちされてこそ

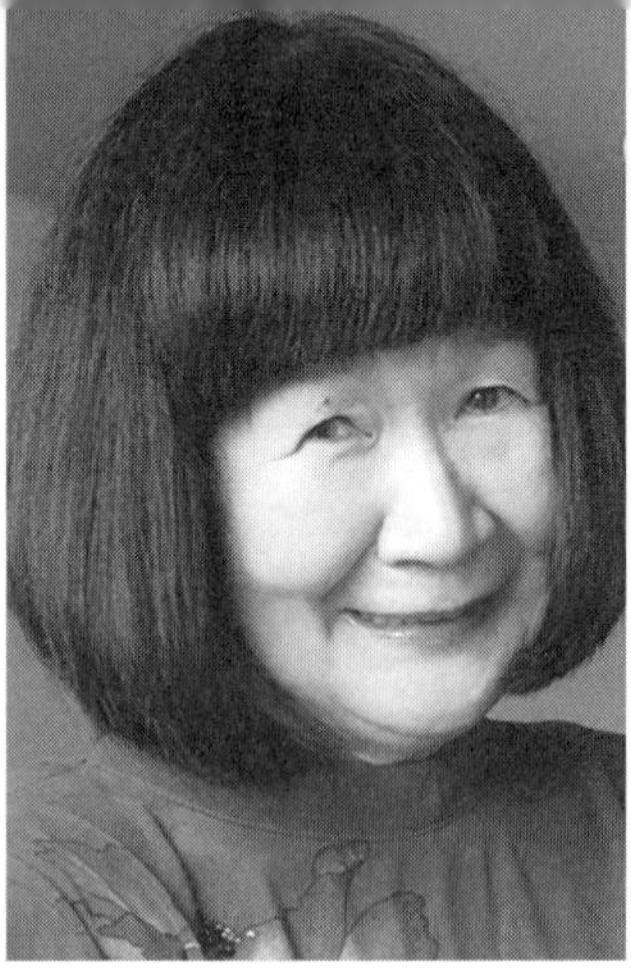

## 大熊 由紀子
（おおくま　ゆきこ）

福祉と医療・現場と政策をつなぐ
志の縁結び係＆小間使い
国際医療福祉大学大学院教授
（医療福祉ジャーナリズム分野）

東京大学教養学科で、科学史・科学哲学を専攻。朝日新聞社会部記者、科学部記者・科学部次長・論説委員をへて、大阪大学大学院人間科。学研究科ボランティア人間科学講座教授。仏教大学・日本福祉大学客員教授，東京大学医学部・東京医科歯科大学非常勤講師などを歴任。
著書に『「寝たきり老人」のいる国いない国』『福祉が変わる医療が変わる　日本を変えようとした70の社説＋α』『恋するようにボランティアを　優しき挑戦者たち』（ぶどう社）、『物語・介護保険　上下』『ケアという思想』（岩波書店）、『誇り・味方・居場所　私の社会保障論』（ライフサポート社）、『患者の声を医療に生かす』（編著・医学書院）、『心のプリズム』『つくる技術・育てる技術』（共著・朝日新聞社）、『ブレーメンの挑戦』（共著・ぎょうせい）など。

医療の取材でスウェーデンの大学町、ウプサラのウレルオケシュ精神病院を訪ねたとき、日本では想像できない光景に出会いました。公園の中、精神病院の隣りに母子保健センターが建っていたのです。定期検診に来たおなかの大きい女性と、精神病院を利用している人が、ごくあたり前に同じ道を行き来していました。病棟の一角には公立の歯科診療所があり、入院している人と、町の人が、一緒に順番を待っていました。

これは、「精神病に対する世間の誤解をとり除こう」という厚生省の政策によるものでした。「人間の捨て場」を描いた『ルポ・精神病棟』が朝日新聞に連載されて二年後の、一九七二年のことでした。「最初のうちは、人々は『こわい』と思ったようです。でも、ここへ来てみれば、それが間違いだったことを身をもって知ります。それが口から口へ伝わり、町の人の偏見が薄らいでゆきました」とナースが説明してくれました。

## 「虫の目」で、保護室を探し回りました

私の趣味は「法則づくり」。当時、こんな法則をつくっていました。

「精神病院を見れば、その社会の品格がわかる。保護室を見れば、その精神病院の素顔がわかる」。

病棟に入って保護室を探しましたが見つかりません。「保護室」という日本語を直訳しても通じません。「高いところに小さな窓があって、ベッドもない殺風景な部屋があるでしょう?」。先方は、ますますキョトンとするばかり。「症状の激しい時期の患者さんのための……」といったら、やっとうなずいて案内してくれました。公園の風景が見える大きなガラス窓、配色のいいカーテン、サイドテーブルの上には花……。「窓が強化ガラスになっていることと、ベッドを床に固定してあることだけが他の部屋と違います。急性期には、ベッドを持ちあげたりして危険なので……」。この部屋を含め、鉄格子には、ついに出会いませんでした。

印象に残ったのは、外の社会との落差のなさでした。たとえば、居間は二つあって、一方はタバコ好き用、もう一方はタバコの煙が嫌いな人用。当時のヨーロッパ社会のしきたりが、精神病院の中にも、そのまま生き

ていました。職員の吸い残したタバコ（通称シケモク）を患者が一列に並んでうやうやしく頂き、看護者の前で火をつける病院が日本にあると話したら、「信じられない」と医師たちは繰り返しました。

スウェーデンでは、精神病院内の生活と社会生活の間に、日本のような差がないので、入院を嫌うことが少なく、早く治療が始められるので、治りも早いとのことでした。患者さんと話してみました。日本の精神病院で見かける眠そうな人、舌のもつれる人がいません。「眠そうな患者さん?それは薬の量が多すぎるせいでは?日本では、そのようなとき、薬を控えないのですか」と医師がまた、けげんな顔をしました。

入院費用は無料です。この国では、誰でも、どんな病気でも、入院すれば無料。それだけでなく、働いているときの収入の八割を受け取れます。アスプリング厚生大臣は、私に言いました。

「スウェーデンは資本主義を肯定し、むしろ活用している国です。しかし、医療や教育は、資本の論理にはなじまないと考えているのです」

日本に比べれば、患者にとって居心地のよい精神病院ですが、厚生省は満足していませんでした。「長く病院にいると、職場でも、家庭でも、その人ぬきの人間関係ができてしまい、退院しても復帰しにくいからです」とリンドグレン計画部長は言い、十年計画で精神病院をなくしていく方針について話してくれました。その代わりに総合病院の精神科を充実し、通院治療と休息入院をしやすくするのだそうです。

そんなこと、できるのだろうか?

それから十一年たった一九八三年に古都ルンドを訪ねたときのことです。私のつくった「法則」が、もはや、成り立たない時代がきたことを知りました。「精神病院を訪問したいのですが」と頼んだら、「精神病院はなくなりました。それでもご覧になりたいなら」。案内されたのは精神病院を改造した補助器具センターと博物館でした。博物館には、「かつての精神病院」が再現されていました。そこにはベッドにひもでくくりつけられている等身大の人形が横たわっていて、こんな説明がついていました。

「昔、縛られていた患者さんは、いまは、町の中のアパートやグループホームで暮らしています」

## OECDヘルスデータという「鳥の目」

一九八〇年ごろから私は、厚生省に、繰り返し尋ねていました。「精神病床の国際比較の新しいデータはないでしょうか?」

厚生省は毎年、「精神保健福祉ハンドブック」という分厚い年報を発行しているのですが、そこに載っている国際比較グラフが、一九七七年でプツンと切れ、しかも、毎年同じなのが気になっていたのです。担当課の返事はハンコで押したように決まっていました。「国立の研究所に調査させているのですが、手間どっているようでして……」

二〇〇〇年の夏、OECDが出している「ヘルスデータ」に偶然めぐり会いました。覚えたばかりのエクセル機能を使って、人口千人あたりの精神科ベッド数をグラフにしてみました。そこには、一九七七年で途切れたグラフを厚生省が二十年以上も出し続けている「謎」の答えがありました（次ページ、本の裏のグラフをご覧ください）。ほとんどの国で、一九六〇年代から精神病床が激減し、日本だけ急速に増え続けていました。

## 各国の人口 1000 人あたりの精神科病床数

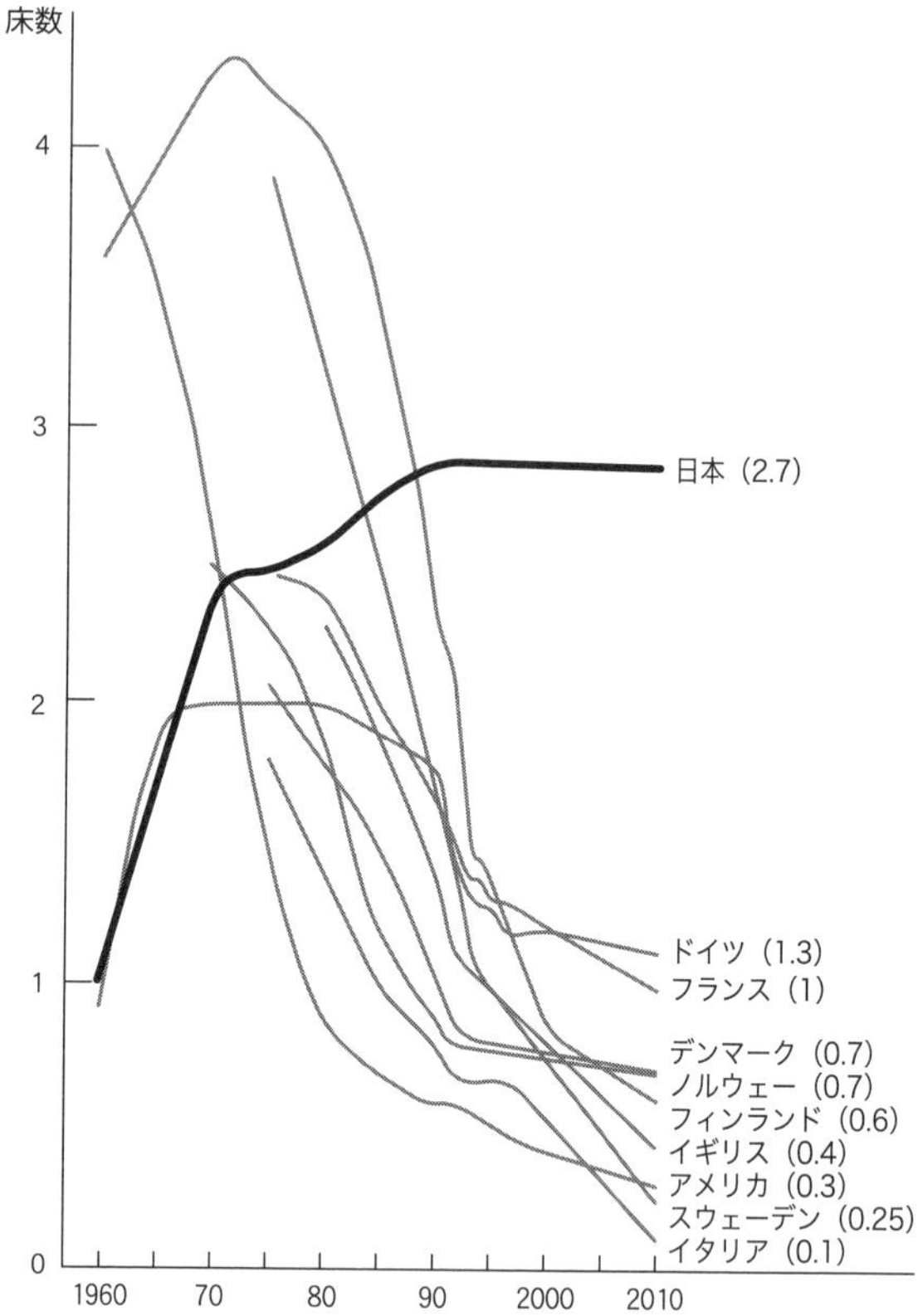


2024 年 2 月末の厚生労働省発表「医療施設動態調査」によると、日本の精神科病床数は約 32 万床、人口 1000 人あたり 2.5 床。

二〇〇二年、さらに不思議なことが起こりました。ＯＥＣＤヘルスデータの精神科病床のページから、日本のそれだけが、突然、消えてしまったのです。「国際比較されるのを嫌った精神病院の団体が圧力をかけたのではないか」と厚生労働省に問い合わせた国会議員もいました。

真相は、圧力でも、外聞でもありませんでした。ＯＥＣＤの専門家が、日本と他国のデータのあまりの差を不審に思って削除したのでした。「日本で精神病院と称しているものは、国際的に定義されている精神病院とは異なるようだ」と考えたのだそうです。

入院患者とスタッフとが一緒に精神病院を出て町で暮らすために、「精神病院から地域中心へ」という政策転換にヨーロッパ諸国が踏み切った時期、日本政府は「精神病院を増やさなければ」という考えにとりつかれていました。

ただ、土地や建物、人手にかける予算は極力倹約したい。そこで、「安上がりの民活」を思いつきました。「医師は他の診療科の三分の一、看護職員は三分の二で結構。山奥に建ててもかまいません。低利融資も用意いたしましょう」という意味の「医療法の精神科特例」が、一九五八年、事務次官名で通知されました。

そして、「精神病院は儲かるらしい」「精神科医でなくても院長になれるそうだ」と考える志の低い病院経営者群が参入し、日本の精神医療を支配するようになってゆきました。武見太郎日本医師会長が「牧畜業者」「欲張り村の村長」と名づけた人々です。

精神病院が「収容」の場になっていること、一人あたりの入院費、今日の価格で年間四～五百万円が経営者に入ってくることを知ったら、ＯＥＣＤの専門家は、もっと驚いたことでしょう。

## 「歴史の目」～バザーリアとバンクミケルセン

ＯＥＣＤのグラフを見ると、ほとんどの国で一九六〇年代から精神病床が激減しています。そのうねりの原点は、デンマークで生れた「一九五九年法」（通称、ノーマライゼーション法）でした。

もとの言葉は「ノーマリセーリング」というデンマーク語で、スウェーデンも同じノーマリセーリング、フィンランド語でノルマリサーティオ、それが英語圏にわたってノーマライゼーション……と、まるで波のように広がっていきました。一九七一年には国連の「知的障害者の権利宣言」に取り入れられました。一九八一年の国際障害者年には、「ノーマライゼーションは、障害の種別をこえた中核的理念」と、定められました。日本でも一九九五年、遅ればせながら「障害者プラン〜ノーマライゼーション七カ年計画」が制定されました。

生みの親、ニルス・エリック・バンクミケルセンさんとの、はじめて、そして最後の出会いは一九八七年七月。コペンハーゲンの病院でした。その夏、来日することになっていて、インタビューの約束をしていた私はワクワクしていました。そこへ「大腸癌再発・訪日中止」の知らせです。予定していた社説を徹夜で書き上げ、飛行機に乗り込みました。

ところが、バンクミケルセンさんはまだ集中治療室の中。一般病棟に移れるまでの間、私は、アンデルセンの生まれ故郷オーデンセで、重いハンディのある人たちの共同住居を訪ねました。日本の精神病院や障害者施設が人里離れたところにあるのと違って、隣りは、町の図書館、その隣りは六人の家庭医がグループ診療しているクリニックでした。ハンディのある人たちは、町の美容院でお洒落をし、買い物をし、音楽会に出かける……こうした日々のふれあいの中で、こどもも、おとなも、ハンディキャップをもった人との付き合い方の文化を身につけていくように見受けられました。

自分では起きることも、食べることも、言葉で表現することもできない人たちですが、一人一人が自分の部屋をもち、それぞれが実に個性的な生活でした。日本の精神病院や施設でよく見かける「プライバシーゼロのドアなし集合トイレ」ではなく、部屋ごとに広々としたトイレがついていました。職員の数は入居者の倍。一人にかかる費用は月九十万円。

バンクミケルセンさんが集中治療室を出たとの知らせでコペンハーゲンへ。手術直後なのに、私の旅の疲れを終始、気づかってくださいました。少しずりおろした眼鏡の奥に優しい目がありました。

真っ先に、オーデンセでの経験を尋ねてみました。「障害のある人に月九十万円の税金を使うことに、もったいないという声は出ないのでしょうか?」

すぐに答えが返ってきました。「麻薬中毒や犯罪者については本人にも責任があるのだから、という人がいます。でも、心身にハンディキャップを負った人々や高齢の方に税金を使うことに抵抗をもつ人はまずいません。老いも障害もご本人のせいではないのですから。」

日本から見ると過激に見えるバンクミケルセンさん。その改革の「原点」と「手法」は、イタリアの精神保健改革の中心人物フランコ・バザーリアと驚くほど、よく似ていました。

一つは、投獄された体験です。コペンハーゲン大学の法学部を卒業してまもなく、反ナチ運動に身を投じました。地下組織の記者として『自由デンマークを!』という新聞を配っているところを見つかり、収容所に四カ月、刑務所に二カ月。同志が命をおとした中で生き延び、終戦で解放され、一九四六年に厚生省へ。十カ所ある知的障害の施設を担当することになりました。海外からの見学が絶えない、ヨーロッパ各国の手本とされる施設でした。

「けれど、私は何かおかしい、と感じました。一カ所に数百人が暮らしていました。集団で食事し、集団で作業をし、集団で眠る。朝から晩まで同じ顔ぶれ。自由に外には出られない。おとなになると断種手術が行なわれました。選挙権もありません。人間を人間と見ていないように思われました。私が拘束されていたナチの強制収容所と似た空気が流れていました」

施設に疑問をもっている親たちが一九五二年に、「親の会」をつくりました。そこからの要請というかたちで五四年、厚生省に法改正と実践を改善する委員会が設けられ、ノーマライゼーション法が成立しました。このとき彼は福祉局長になっていました。

「ノーマライゼーションはハンディキャップをもった人々を〝ノーマルな人〟にすることではありません。その人たちを丸ごと受け入れて〝ふつうの生活条件〟を提供することです。こどもならできるだけ親と暮らせるように。成人したら親と独立して暮らせるように。その住まいは、〝ふつうの大きさ〟で、町の中に。日々の生活や余暇や男女交際もできるだけ、〝ふつうの人〟に近づけるように」。

大規模施設の長は医師でした。「ふつうの生活など彼らには不可能」と反対する人もいました。それに対抗するために、バンクミケルセンさんは、バザーリアと同じ作戦をとりました。地下組織の記者だった経験を生かし、ジャーナリストを施設に招き入れ、写真入りで実情を報道できるように段取りしたのです。

施設と無縁だった一般の人々も、報道ではじめて施設の現実を知りました。そして、改革を支持する人々が増えてゆき、一九五九年、法案は成立しました。

## 自分自身がそのような状態におかれたとき、どう感じ、何をしたいか

「日本を訪ねたいけれど、だめかもしれませんね」というバンクミケルセンさんに、「日本人へのメッセージを」と、頼みました。少し考えてから、次のような言葉が返ってきました。

「政治家や行政官やまわりの人々が、ハンディキャップを負った人のために何かをしようとするときに一番大切なのは、自分自身がそのような状態におかれたとき、どう感じ、何をしたいか、それを真剣に考えることです。そうすれば、答えはおのずから導き出せるはずです」。

この一九八〇年代、日本の厚生省最大の課題は「西暦二〇〇〇年に百万人になる寝たきり老人」でした。「自分自身がそのような状態におかれたとき、どうしたいか」を真剣に考えた若手官僚たちは「寝たきり老人」という言葉がない北欧の介護システムを学び、「寝たきり老人ゼロ作戦」「ホームヘルパー十万人計画」、それらを組み合わせた「介護保険」という仕組みをつくりあげようとしました。

これに、猛反対したのが与党の実力者たちです。「ヨメが親を看取るという日本の美風を壊すものだ」「北欧の真似などしたら経済が傾く」。

ジャーナリストや女性たちが応援して、「崖の上に危ういバランスで建てられた家のよう」と例えられた介護保険が二〇〇〇年にスタートしました。その一方で、精神病院の団体は、別の課に働きかけ、「老人性痴呆疾患治療病棟」というような仕組みをつくらせました。統合失調症患者の入院が減り、世界一多い日本の精神科ベットに空床が増え、経営が危機に陥ろうとしていたからです。この時期、日本以外の先進国は、「精神病院への入院は、症状を重くし、認知症の人を不幸にする」と政策転換していたのに、です。

この状況に対抗して、介護保険をつくった官僚が打ち出したのが、二〇一二年の「オレンジプラン」です。もとになった文章にこうあります。

「かつて、私たちは認知症を何も分からなくなる病気と考え、認知症の人の訴えを理解しようとするどころか拘束するなど、不当な扱いをしてきた。今後は、『認知症の人は、精神科病院や施設を利用せざるを得ない』という考え方を改め、『認知症になっても本人の意思が尊重され、できる限り住み慣れた地域のよい環境で暮らし続けることができる社会』の実現を目指す」

ところが、三年後、新オレンジプランが打ち出され、「精神病院を認知症政策の司令塔に」と書き込まれました。政権が代わり、精神病院経営者の身内である自民党議員が厚生労働省案に書き加えたのでした。厚生労働省クラブ詰めの記者たちは、「新」とついているのだからよいものに違いないと称賛する記事を載せました。

改悪の一部始終をつかんだ共同通信の読者以外は、後に「毒入り新オレンジプラン」と呼ばれるこの政策の恐ろしさを知ることはありませんでした。そして、認知症の人が精神病院に吸い込まれ、身体拘束されるという現象が深まっています。

ジャーナリストすべてが、記者発表を鵜呑みにするわけではありません。この本の筆者である九人のジャーナリストのうち二人は、闇の中にいる人々への思いから、定年を待たず五十歳で朝日新聞と読売新聞をやめるという困難な道を選びました。マスメディアにとって精神医療はマイナーな問題にすぎず、紙面も記者の人手も割くことがほとんどないからです。

障害福祉分野では、「虐待を知ったら通報する義務」が、法律で義務づけられています。日本障害者虐待防止学会は、「自分自身がそのような状態」におかれたら、と想像すると身の毛のよだつ虐待の数々についての連日の報道を、学会のメーリングリストに報告し、警告しています。

けれど、精神医療は、取り残されました。NHKの二人のディレクターの粘り強い調査報道がなかったら、滝山病院の実態が社会に知られることはなかったでしょう。暴力的な滝山病院でさえ、東京都の監査では「A」とランク付けされ、自治体からは、いまも次々と患者が送り込まれています。

二〇二一年、日本弁護士連合会は、千人の入院患者からの聞き取り調査をした結果を人権擁護大会で報告しました。一部だけご紹介します。

【入院時の悲しい、辛い、悔しい経験は?】「面会・通信の制限33%」「身体拘束29%」「カギをかけた部屋への閉じ込め47%」「入院の長期化42%」

【具体的には?】「人を信じられなくなった」「死にたくなった」「私の人生はもう、おわった……と感じた」「話も聞いてくれず、すぐに縛られ注射を打たれた」

【自由記載欄】には、「苦しかった」「辛かった」「絶望を感じた」「みじめ」「社会から切り離された思い」「孤独」「収容所のようだった」「飼育されているようだった」「一人の人間としてあつかわれなかった」。

この調査が大きく報道されることはありませんでした。

行政も、政治も、マスメディアさえ、今日まで、このような悲劇的事態の解決に動き出そうとしていません。

想像力に加えて、度胸に裏打ちされた政治・行政・学界、そして、ジャーナリズムが、つぎつぎと現れてほしい、それが、私の願いです。

この本は、福祉と医療・現場と政策の「新たなえにし」を結ぶ会の第２３回の「濃縮シンポジウム」から生れました。「集い」は2001年に誕生しました。ちょっと珍しいシキタリが８つあります。

第１に、どんなに高名な登壇者でも講演料ナシ。志ある参加者に聴いてもらえるのだから、これは「権利」という理屈です。

第２は、前例を破るというモットー。たとえば、先生、局長という上下っぽい呼び方はご法度です。この本のもとになった濃縮シンポでも、青ちゃん、モッチー、副校長、いっちゃん、なおさん、くまさんと呼び合う中で、同じ思いを抱くジャーナリストの間に同志的なつながりが生れてゆきました。

第３は、スポンサーがいないこと。マスメディアがまず取り上げない「メディア批判」、広告主に遠慮してテレビも新聞も避ける「薬と利権」も、たびたびテーマになりました。

第４は、時代の先をいくこと。認知症やＬＧＢＴご本人に登壇していただいた、それぞれ２年後、カミングアウトした方の発言を大切にすることが、マスメディアではブームになりました。

目の見えない方、耳の不自由な方の情報保障も用意しています。

コロナのために2020年からオンラインになったので、海外からも参加していただけるようになりました。

・写真で見る「えにし」の会の20余年
http://www.yuki-enishi.com/enishi/enishi-20years.pdf
・これまでの23回のシンポジウムのパワポや映像の記録は
http://www.yuki-enishi.com/enishi/enishi-00.html
・18か国に発信している「えにし」のHP
http://www.yuki-enishi.com/

www.yuki-enishi.com/


精神病院・認知症の闇に
九人のジャーナリストが迫る

編著者　大熊　由紀子

初版発行　2024年8月31日
２刷印刷　2025年1月31日

発行所
ぶどう社
編 集／市毛　さやか
〒104-0052　東京都中央区月島4-21-6-609
TEL 03（6204）9966　FAX 03（6204）9983
ホームページ　http://www.budousha.co.jp

印刷・製本／モリモト印刷　用紙／中庄